Management System and Standard Operating Procedures of
Phase I Clinical Trial Laboratory

药物I期临床试验研究室
管理制度与标准操作规程

■ 主审 刘连新 严 光 ■ 主编 徐晓玲 沈爱宗

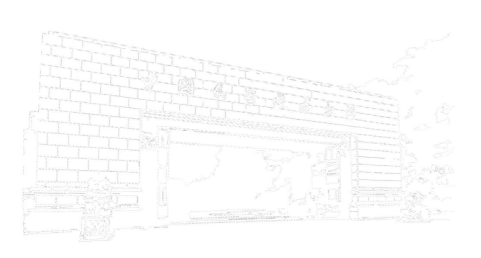

内容简介

本书参照《中华人民共和国药品管理法》《药物临床试验质量管理规范(2020版)》等法律法规,阐述中国科学技术大学第一附属医院药物Ⅰ期临床试验研究室管理制度与标准操作规程。全书共分为五章,介绍了药物Ⅰ期临床试验研究室各项规章制度、质量保证体系与控制措施;强调了临床试验全过程的标准操作规程,研究室各个岗位的职责分工和针对可能出现的紧急情况的应急预案等。

全书内容包括药物Ⅰ期临床试验的管理制度与标准操作规程的各个方面,重点突出,深入浅出,是一本实用性很强的药物Ⅰ期临床试验指导用书,可为从事药物Ⅰ期临床试验的工作者提供全面又详细的指导。

图书在版编目(CIP)数据

药物Ⅰ期临床试验研究室管理制度与标准操作规程/徐晓玲,沈爱宗主编. —合肥:中国科学技术大学出版社,2022.1

ISBN 978-7-312-05340-5

Ⅰ. 药⋯　Ⅱ. ① 徐⋯② 沈⋯　Ⅲ. ① 临床药学—药效试验—管理规程 ② 临床药学—药效试验—技术操作规程　Ⅳ. R969.4-65

中国版本图书馆 CIP 数据核字(2021)第 250033 号

药物Ⅰ期临床试验研究室管理制度与标准操作规程

YAOWU Ⅰ QI LINCHUANG SHIYAN YANJIUSHI GUANLI ZHIDU YU BIAOZHUN CAOZUO GUICHENG

出版	中国科学技术大学出版社
	安徽省合肥市金寨路 96 号,230026
	http://press.ustc.edu.cn
	https://zgkxjsdxcbs.tmall.com
印刷	合肥华苑印刷包装有限公司
发行	中国科学技术大学出版社
经销	全国新华书店
开本	787 mm×1092 mm　1/16
印张	13.25
字数	339 千
版次	2022 年 1 月第 1 版
印次	2022 年 1 月第 1 次印刷
定价	60.00 元

编　委　会

序　言

为促进药品医疗器械产业结构调整和技术创新,提高产业竞争力,满足公众临床需要,2017年中共中央办公厅和国务院办公厅颁布了《关于深化审评审批制度改革鼓励药品医疗器械创新的意见》。自2009年以来,以"重大新药创制"科技重大专项为契机,我国民族医药产业逐渐向自主创新进行战略转移。临床试验是所有创新药物研发的必经环节。Ⅰ期临床试验主要是研究人体对新药的反应和耐受性,探索安全有效的剂量,提出合理的给药方案和注意事项,为Ⅱ期临床试验的给药方案提供依据,并对药物在体内的吸收、分布、代谢、排泄等药物动力学进行研究。对于Ⅰ期临床试验来说,完善的临床试验方案与严密的组织工作,是取得高质量临床试验及使试验顺利进行的重要保证。我院Ⅰ期临床试验研究室的建立和规范运行,尤其是我院成功获批"2020年度重大新药创制科技重大专项",标志着我院临床试验工作跃上了一个新的台阶,对我院向临床研究型医院转型起到积极的促进作用。

随着国家开展仿制药一致性评价的政策出台,全国各地医院都在兴建药物Ⅰ期临床试验研究室,但是对于如何能够建立符合相关质量保证体系要求的Ⅰ期临床实验室尚缺乏相关参考书籍。为了推动药物Ⅰ期临床试验研究室的规范运行,参照《中华人民共和国药品管理法》《药物临床试验质量管理规范》《药物Ⅰ期临床试验建设指导原则(试行)》等相关法律法规,结合我院药物Ⅰ期临床试验研究室工作开展的实践经验,从人员岗位职责、受试者管理、药品管理、Ⅰ期病房管理、生物样本管理、应急预案等多方面进行总结,旨在为广大医院、医药企业、合同研究组织等提供一本有价值的参考书。

本书以"保护受试者的权益和安全为首要因素,保证药物临床试验过程规范、试验结果可靠"为原则,建立了覆盖Ⅰ期临床试验全过程的管理制度、质控体系、标准操作规程、应急预案和岗位职责等。相信本书的出版能对我国Ⅰ期临床试验研究室的建立和运行提供一定的帮助和借鉴,共同推动我国Ⅰ期临床试验研究室的规范运行。

中国科学技术大学附属第一医院(安徽省立医院)

党委书记

执行院长

目　　录

第 1 章
规章制度

1.1　研究室安全管理制度

Ⅰ.目的

规范药物Ⅰ期临床试验研究室安全管理,保证人员及环境安全。

Ⅱ.适用范围

适用于药物Ⅰ期临床试验研究室。

Ⅲ.规程

1. 研究室工作人员均对所在岗位的工作安全负有直接的责任,并对所在工作区域的安全负责。
2. 非本研究室工作人员不得随意进入研究室。相关人员进入研究室、药房、档案室等均须填写《来访人员登记表》(附件)。
3. 研究室禁止吸烟,除办公室外,禁止会客。
4. 保持地面洁净干燥,易使受试者摔倒的卫生间、刚拖过的地面等处应放置相应的警示标志。
5. 试验期间加强巡视,加强与受试者沟通及对受试者的宣教,保障受试者安全。
6. 电源、火源、气源附近不得放置易燃物品。消防器材和安全通道处不得随意堆放其他物品,保证通道畅通。
7. 定期学习防火知识及消防器材使用方法。消防器材固定放置,不得随意移动,并定期检查有效期。
8. 工作人员下班前及节假日检查门窗、水、电源等是否关闭,防止事故发生。一旦发生意外事故应立即启动相关应急预案,如发生重大问题,及时向医院总务处、保卫处汇报。

Ⅳ.参考依据

无。

Ⅴ.附件

《来访人员登记表》(文件编号:YQ-ZD-001-02-FJ01)。

来访人员登记表

序号	日期	来访者单位	姓名	联系电话	来访原因	同行者人数	进入时间	离开时间	研究人员签名	备注
1										
2										
3										
4										
5										
6										
7										
8										
9										
10										
11										
12										
13										
14										

注：为保护受试者和研究室权益，来访者不得以任何载体拷贝、拍摄、复印相关工作文件、试验项目所涉及的所有材料、研究成果等。

1.2 人员管理制度

Ⅰ. 目的

规范研究室工作人员的管理。

Ⅱ. 适用范围

适用于药物临床Ⅰ期临床试验研究室工作人员。

Ⅲ. 规程

1. 研究室工作人员应严格遵守研究室规章制度,着装整齐,举止得体,做好本职工作。
2. 研究室内营造良好的工作环境,严禁吸烟、嬉戏打闹、大声喧哗。
3. 节约用水、用电,下班关闭计算机、电灯、空调,杜绝人走灯亮、空调常开的现象。
4. 研究室设有门禁系统,保持关闭状态。
5. 不得使用研究室办公计算机处理私人事务,不得浏览与工作无关的网页,不得使用复印设备复印私人资料。
6. 研究人员各司其职、坚守岗位,按时到岗,请假需按医院规定执行。
7. 接待申办者或其他访问人员要提前准备好会议室及相应文件资料。
8. 保持办公桌面整洁,在保密制度允许的范围内使用临床试验相关资料。文件放置有序,重要或机密文件不得随意摆放。机要文件草稿或到期销毁文件不得乱丢,应做粉碎处理。
9. 未经研究者同意,所有公文、质量管理文件、数据图表和往来信函等严禁外泄。
10. 所有研究室工作人员应接受并配合上级部门的监督管理,并积极配合药品监督管理部门的检查或申办者稽查。

Ⅳ. 参考依据

《药物临床试验质量管理规范》,国家药品监督管理局、国家卫生健康委员会,自2020年7月1日起施行。

Ⅴ. 附件

无。

1.3　人员培训制度

Ⅰ．目的

规范研究室人员的培训。

Ⅱ．适用范围

适用于药物Ⅰ期临床试验研究室人员。

Ⅲ．规程

1. 研究室所有人员每隔三年必须获得至少一次国家药品监督管理总局（NMPA）或其认可的培训部门颁发的药物临床试验质量管理规范（GCP）培训证书。
2. 制订年度培训计划，包括培训目的、培训内容、培训时间、培训方式、考核情况等，并上报机构办公室。
3. 研究人员应不断掌握国内外专业的新进展，通过参加学术会议、阅读专业期刊以及通过互联网等不断更新专业知识，并定期在科室内进行授课、交流和沟通。
4. 定期组织研究室人员学习药物临床试验质量管理规范、规章制度、标准操作规程及应急预案的处理、常用仪器设备的操作、试验方案培训等，每次培训需在《培训记录表》（附件1）上做好记录。
5. 临床试验启动前，所有研究人员应接受试验方案、研究手册等相关培训。
6. 培训记录由专人负责，记录在《年度培训登记表》（附件2）上。所有的培训记录均需保存在档案室。

Ⅳ．参考依据

1. 《中华人民共和国药品管理法》（以下简称《药品管理法》），第十三届全国人民代表大会常委会第十二次会议，自2019年12月1日起施行。
2. 《中华人民共和国药品管理法实施条例》，国务院，自2019年3月2日起施行。
3. 《药品注册管理办法》，国家市场监督管理总局，自2020年7月1日起施行。

Ⅴ．附件

1. 《培训记录表》（文件编号：YQ-ZD-003-04-FJ01）。

培训记录表

培训日期：_____

培训地点：_____

培训人：_____

参会人员：_____

_____

_____

_____

主要内容：

_____

_____

_____

_____

_____

_____

_____

_____

_____

_____

_____

2.《年度培训登记表》(文件编号:YQ-ZD-003-04-FJ02)。

年度培训登记表

培训内容	培训对象	培训时间	培训方式	培训人	参加人员	备注

1.4　受试者管理制度

Ⅰ. 目的

规范受试者行为,保障受试者权益和临床试验质量。

Ⅱ. 适用范围

适用于药物Ⅰ期临床试验研究室受试者的管理。

Ⅲ. 规程

1. 受试者有充分的知情权,临床试验过程中,受试者的个人权益、安全和健康将得到充分保障。
2. 告知受试者,应如实向研究医生说明既往史、疾病史、药物过敏史等个人情况。不能私自服用试验以外的任何药物,如确需服用其他药物,应及时告知研究者。
3. 受试者应遵守研究室的规章制度,服从研究人员引导和试验安排,配合完成药物试验工作。
4. 受试者不得随意进入样本处理室、办公室等区域,不得随意翻阅病历,如有建议或者要求,可向研究医生或研究护士提出。
5. 遵守公共卫生,讲究个人卫生,保持病房的清洁、整齐、安静。
6. 试验期间不能外出,如有特殊情况必须向研究者请假。
7. 试验期间严禁吸烟和喧哗,避免剧烈活动。
8. 受试者应爱护病房设备,节约水电,如故意损坏,按规定赔偿。

Ⅳ. 参考依据

《药物临床试验质量管理规范》,国家药品监督管理局、国家卫生健康委员会,自 2020 年 7 月 1 日起施行。

Ⅴ. 附件

无。

1.5　试验用药品管理制度

Ⅰ. 目的

保证试验用药品管理符合法规要求,以确保药物临床试验的质量和安全。

Ⅱ. 适用范围

适用于药物Ⅰ期临床试验研究室。

Ⅲ. 规程

1. 试验用药品是指用于临床试验中的试验药物、对照药品。

2. Ⅰ期药品管理室是 GCP 中心药房的卫星药房之一,由 GCP 中心药房负责统一监管。

3. 试验用药品由申办者免费提供,质量合格并按规定向Ⅰ期药品管理室提供相关资料。试验用药品应免费提供给受试者,不得销售或变相销售;不得将试验用药品转交给任何非临床试验参与者。

4. Ⅰ期药品管理室负责本研究室开展项目试验用药品的管理,包括接收、储存、发放、回收、退还及相关记录等。

5. 研究室指定专人(下称药管员)负责Ⅰ期药品管理室的管理,药管员须有 GCP 证书,向机构办报备,并接受药物管理培训。

6. 研究者(PI)负责授权药管员,药管员经项目药物管理培训后,方可开展相关试验药物管理工作。

7. 试验用药品实行专柜存放、专人管理、账物相符;药柜、冰箱及阴凉柜钥匙由已获项目授权的药管员保管,非授权人员不得入内。来访人员进入药品管理室需填写《来访人员登记表》。

8. 试验用药品管理的各个环节都必须符合《药品管理法》《药物临床试验质量管理规范》等规定,制定相应的标准操作规程并严格遵照执行。

9. 原则上项目启动会召开,经过相关药物管理培训,并经机构办同意后,方可接收该项目试验用药品。

10. 由药管员与授权 CRA(或 CRC)共同接收试验用药品,接收时认真核对,确保药品名称、规格、批号等信息与申办者提供的药检报告一致,确保药品编号、数量、剂型、包装和标签等与试验方案及送货清单一致,查看运输过程中温度是否与方案要求一致,并做好以上记录。

11. Ⅰ期药品管理室应具备防冻、防高温、防潮、避光、通风、防火、防虫、防鼠等条件,具有安全监控、温湿度实时监控及断电应急设施,以保证药品质量。

12. 除方案特殊要求外,一般试验用药品储存温度范围:常温 10～30 ℃、冷藏 2～10 ℃、阴凉 0～20 ℃;湿度范围 35%～75%。

13. 药管员依据研究医生开具的处方和药物随机单发放试验用药品,并做好相关记录,发放数量应记录到最小包装。处方或药物随机单随项目资料归档。试验用药品的使用由 PI 负责,应严格执行药物临床试验方案,并做好相关记录。

14. 访视发放试验用药品时,回收上一访视期剩余的试验用药品及包装,并做好相关记录。回收的试验用药品不得再次使用。

15. Ⅰ期药品管理室实行温湿度实时监控,发生超温超湿时,药管员及时处理并做好记录,如需报告的,按照方案要求报告给申办者、CRA 或 PI。

16. 在药物临床试验项目开展过程中,如发生药品破损、污染、缺失、过期等情况应及时登记并注明原因,如需报告的,按照方案要求报告给申办者或 PI。

17. 药物临床试验项目结束后,试验相关的剩余物品统一退还给申办者,并做好登记。剩余物品包括剩余试验用药品(回收的和未发放的)、因故无法使用的试验用药品(破损、污染、过期的等)和试验用药品原包装。原则上本研究室不进行剩余物品的销毁,对于已打开的注射剂、粉针剂等不便于回收的药物及其包装器皿,按照《中国科学技术大学附属第一医院(安徽省立医院)医疗废物管理制度》进行处理,并保留相关医疗垃圾处置单。

18. Ⅰ期药品管理室自项目启动时建立试验用药品管理文件夹,将其纳入项目档案管理,试验结束后随项目其他资料归档至机构办档案室或研究室档案室。

19. Ⅰ期药品管理室必须接受政府监管部门和申办者对试验用药品管理的督查。

20. 试验用药品若为特殊管理药品,按国家相关法律法规和我院相关规定执行。

Ⅳ. 参考依据

1. 《中华人民共和国药品管理法》,第十三届全国人民代表大会常委会第十二次会议,自 2019 年 12 月 1 日起施行。

2. 《中华人民共和国药品管理法实施条例》,国务院,自 2019 年 3 月 2 日起施行。

3. 《药品注册管理办法》,国家市场监督管理总局,自 2020 年 7 月 1 日起施行。

4. 《药物临床试验质量管理规范》,国家药品监督管理局、国家卫生健康委员会,自 2020 年 7 月 1 日起施行。

5. 《中国科学技术大学附属第一医院(安徽省立医院医)疗废物管理制度》,中国科学技术大学附属第一医院(安徽省立医院)感染办,自 2019 年 7 月 18 日起施行。

Ⅴ. 附件

无。

1.6 文件管理制度

Ⅰ. 目的

规范药物Ⅰ期临床试验研究室相关文件资料的管理。

Ⅱ. 适用范围

适用于药物Ⅰ期临床试验研究室。

Ⅲ. 规程

1. 文件的制订和修改。

  1.1 药物Ⅰ期临床试验研究室相关文件,包括管理制度、质量保证体系、标准操作规程、应急预案、人员职责、研究人员档案、试验相关资料及电子文件等,必须以相关的法律法规和我院机构办公室发布的相关文件内容为标准,并按照机构办公室制订的统一格式制订。

  1.2 药物Ⅰ期临床试验的管理制度、质量保证体系、标准操作规程、应急预案、人员职责、研究人员档案和试验相关资料等文件内容应清楚明确:

    1.2.1 文件的标题能清楚地说明文件的属性和目的。

    1.2.2 文件有便于识别版本和类别的系统编码及日期。

    1.2.3 文件中的指令使用清楚、准确、详细和易懂的文字书写,无含糊不清之处。

  1.3 药物Ⅰ期临床试验研究室的管理制度、质量保证体系、标准操作规程、应急预案和人员职责等,由药物Ⅰ期临床试验研究室负责人组织制订和修订,机构办公室主任审核,机构负责人签发,并注明日期后方能实施。

  1.4 所有的相关文件应定期审查,发现不合时宜的,应及时修订,旧版本文件的废除及新版本的发布均须由机构负责人签发后方能实施。

  1.5 药物Ⅰ期临床试验研究室负责人对各类文件的保管和实施负责,并保证只有现行批准的文本方能使用,已废除的文本不得继续使用。

  1.6 文件的复制本应正确、清晰。

2. 文件的存放与保存。

  2.1 档案室应具有防盗、防火、防潮、防鼠等措施。

  2.2 研究室相关文件存放在专用的文件柜中,并由档案管理员负责存档、保存及管理。

  2.3 所有的文件应按照类别不同,分门别类地存放并贴有标签,以便快速查阅。

  2.4 已完成临床试验的资料应及时归档至机构办公室,不得随意外借、随处摆放,以免丢失遗漏。

  2.5 参加临床试验的人员、申办者指定的稽查人员及药品监督管理部门检查人员查阅文件时,需做好登记,用后及时归还。

2.6 药物Ⅰ期临床试验研究室必须遵守国家保密法规,相关信息不得擅自对外泄露。

Ⅳ. 参考依据

1. 《药物临床试验必备文件保存指导原则》,国家药品监督管理局,自 2020 年 7 月 1 日起施行。

2. 《药物临床试验质量管理规范》,国家药品监督管理局、国家卫生健康委员会,自 2020 年 7 月 1 日起施行。

Ⅴ. 附件

无。

1.7 仪器设备管理制度

Ⅰ. 目的

规范仪器设备的管理。

Ⅱ. 适用范围

适用于药物Ⅰ期临床试验研究室的所有仪器设备。

Ⅲ. 规程

1. 建立仪器设备档案,包括购置申请、招标参数、合格证、使用说明书、校验证书、培训记录、维修保养记录等资料,保存在档案室。
2. 所有仪器设备需经计量等相关部门检测合格后方可使用。
3. 各种仪器设备均须制订标准操作规程,研究人员使用前要进行培训,合格后方可使用。
4. 仪器设备设有使用状态的标识牌,如仪器设备出现异常需悬挂(故障、维修或停用)标识牌,显示仪器设备状态。
5. 仪器设备配备使用登记本,登记本上标明设备名称、设备型号、设备资产编号等,使用者如实登记。
6. 设立仪器设备管理员,负责仪器设备的管理工作。
   6.1 定期对仪器设备进行维护和保养。
   6.2 协调安排所有仪器设备的校准。
   6.3 协调维保期内仪器设备的定期维保。
   6.4 协调仪器设备故障报修、验收。
7. 仪器设备使用过程中出现故障等情况及时与仪器设备管理员联系,必要时可直接向院医学工程处汇报。
8. 非本研究室工作人员如需使用相关仪器设备,需经过培训合格后申请,批准后方可使用并登记。
9. 仪器设备的放置应规范有序,确保仪器设备处于良好的备用状态。
10. 仪器设备非正常的人为损害,当事人应按该仪器设备的价格及造成的后果酌情赔偿。

Ⅳ. 参考依据

《药物临床试验质量管理规范》,国家药品监督管理局、国家卫生健康委员会,自 2020 年 7 月 1 日起施行。

Ⅴ. 附件

无。

1.8 保密制度

Ⅰ. 目的

规范临床研究资料和相关文件的保密管理。

Ⅱ. 适用范围

适用于药物Ⅰ期临床试验研究室的所有资料。

Ⅲ. 规程

1. 研究室工作人员必须认真学习相关法律法规,并在实际工作中遵照执行。
2. 研究室工作人员必须认真执行与申办者和(或)委托方签订的有关药物临床研究合同中的保密条款或专门的保密协议。
3. 临床研究资料未经研究室主任和申办者同意,任何人不得擅自发表和擅自转给他人或其他单位。
4. 研究室工作人员不得将临床研究资料存放在不安全的网络连接计算机内。
5. 上级部门、外来参观人员需进入档案室或查阅资料时,必须办理相关手续并经档案管理员批准。
6. 非本研究室工作人员,如招募人员、进修人员、实习人员等,需签署《保密协议》(附件),严格遵守保密制度。

Ⅳ. 参考依据

1.《药物临床试验质量管理规范》,国家药品监督管理局、国家卫生健康委员会,自 2020 年 7 月 1 日起实施。
2.《中华人民共和国保守国家秘密法》,第十一届全国人民代表大会常务委员会第十四次会议,自 2010 年 10 月 1 日起施行。
3.《中华人民共和国保守国家秘密法实施办法》,国务院,自 2014 年 3 月 1 日起施行。

Ⅴ. 附件

无。

第 2 章
质量保证体系

2.1　药物Ⅰ期临床试验质量保证体系

Ⅰ. 目的

保证药物Ⅰ期临床试验过程规范,结果科学可靠,保护受试者的权益并保障其安全。

Ⅱ. 适用范围

适用于药物Ⅰ期临床试验研究室。

Ⅲ. 规程

1. 临床试验须符合法律法规。
    1.1　临床试验必须有国家药品监督管理局(NMPA)的正式文件。
    1.2　临床试验必须符合药物临床试验相关的国家法律法规。
2. 申办者须符合资质要求并履行其职责。
    2.1　申办者必须是正式注册的药物生产企业或研究单位。
    2.2　申办临床试验的药物必须是潜在对受试者有益的。
    2.3　申办者必须提供临床试验药物的研究者手册(临床前的研究资料,试验药物的化学结构、毒理学和药理学资料、动物试验资料等,以及前期的临床试验资料,必要时还需提供已获批准的临床同类药物的资料)。
    2.4　临床试验药物的制备应当符合《药品生产质量管理规范》;临床试验的药物必须有药物检验合格报告,用于试验的药物批号同供药检的药物批号必须相同,试验中如更换试验药物批号,则必须提供新批号药物的药检报告。
    2.5　申办者提供的试验药物、对照药品或安慰剂必须包装完好、易于识别、正确编码、贴有特殊标签,应正确保存与运输。
    2.6　申办者必须派出合格的监查员,定期对临床试验的进展情况,主要是临床试验方案的执行情况进行监查,并同研究者进行密切和友好的合作与沟通。
    2.7　申办者不定期地派出稽查员,对临床药物试验进行全面而严格的稽查,以充分保证药物试验的质量。
3. 保证药物临床试验方案科学合理。
    3.1　药物试验必须符合医学伦理学原则,符合《世界医学大会赫尔辛基宣言》,最大限度地保护受试者的权益,将受试者的风险降到最低。
    3.2　当受试者受到伤害时能及时得到最恰当的治疗和补偿。
    3.3　药物临床试验方案必须符合药物临床试验质量管理规范(GCP)的原则。
    3.4　药物临床试验必须具有充分的科学性,包括方案的设计、数据的采集、统计学处理、不良事件的观察与记录、总结报告的完成等。

3.5 药物临床试验必须具有良好的可行性,研究者和受试者都容易操作,提高受试者的依从性。

3.6 在制定和执行药物临床试验方案时,如果发现问题要及时与申办者及其他临床试验参加者协商,必要时对方案作出修改,报伦理委员会批准后再次取得受试者同意。

4. 确保研究者符合资质要求并能认真履职。

    4.1 研究者需具有以下资质:

        4.1.1 具有专业技术任职资格。

        4.1.2 接受过 GCP 知识和有关法律法规的培训,熟知并严格遵守试验方案。

        4.1.3 能够支配参与临床试验所需要的人员和设备。

        4.1.4 具备足够的从事临床试验的时间。

        4.1.5 具备可靠的受试者来源。

    4.2 应协调和要求临床检验检查部门指定相应仪器设备进行检验检查,并定期质控。

    4.3 应制订标准操作规程(SOP)。

    4.4 制订可能出现的突发事件处理的紧急预案。

    4.5 针对临床试验可能出现的不良事件制订应急预案。

5. 保障受试者的权益。

    5.1 应当使受试者充分了解临床药物试验的特点、参与本药物试验可能获得的利益与存在的风险等。

    5.2 对受试者的筛选应当严格按照试验方案进行,同时也要充分考虑到受试者的精神状态、性格等,考虑到受试者前来医院访视的方便性,其目的是为了尽可能地提高受试者的依从性,保证试验顺利完成。

    5.3 研究者同受试者要进行充分的沟通,保持联系,以便于在临床试验中出现问题时及时通报和处理。

    5.4 使受试者了解不良事件和严重不良事件的定义,一旦出现及时向研究者通报并进行及时处理。

6. 严格按药物临床试验方案实施。

    6.1 所有人员严格按照药物临床试验方案和各项 SOP 进行操作。

    6.2 定期验证试验系统,校准仪器设备。

    6.3 由相对固定的研究人员按 GCP 要求填写病例报告表(CRF)表。

    6.4 数据的记录要真实、准确、完整、及时、合法。

    6.5 按照方案规定及时处理不良事件和严重不良事件,并按规定采集、记录和上报。

    6.6 经常自查数据记录的准确性、完整性,更正错误时要按照规定的方法。

    6.7 数据的输入采用有效的质控措施。

    6.8 自觉接受与配合申办者派遣的监查员或稽查员的监查和稽查及药品监督管理部门的检查,确保临床试验的质量。

    6.9 药品管理员负责和记录试验用药品的接收、保存、发放和回收等。

7. 确保药物临床试验的环境符合要求。

    7.1 具有开展 Ⅰ 期试验的场所和设施,具有相对独立的、安全性良好的病房区域,保障受试者安全性及私密性,并设有档案室、药物管理室、抢救室、知情同意室等。

    7.2 档案室和药物管理室应有温湿度调节设备设施及自动监测预警系统。

   7.3   档案室和药物管理室应防火、防尘、防霉、防污染以及防虫、防鼠。

   7.4   符合方案要求的照明设施。

8. 严格执行专业质控制度。

   8.1   质控员由研究室负责人指派专业技术人员担任。

   8.2   质控员不直接参与临床试验的实施。

   8.3   质控员按项目进行检查或根据临床试验的实际情况随时进行检查并记录检查结果，确保试验过程符合试验方案和 SOP 的要求。

   8.4   质控员如实记录质控过程中发现的问题，督促研究者解决，确保研究者正确执行方案，保护受试者的安全与权益。

   8.5   项目结束后，质控员将研究室质控检查反馈和整改意见表上报院机构办公室。

   8.6   每月月底前，质控员将研究室进行的药物临床试验的情况上报机构办公室，实行"零报告"制度。

9. 质量改进。

   9.1   质控员组织研究者对存在的问题进行讨论并提出整改措施，经研究室负责人同意后由研究者实施整改措施，并将实施情况记录在质控检查反馈和整改意见表中。

   9.2   质控员定期检查整改措施实施效果，并持续改进。

Ⅳ. 参考依据

1. 《药物临床试验质量管理规范》，国家药品监督管理局、国家卫生健康委员会，自 2020 年 7 月 1 日起施行。

2. 《中华人民共和国药品管理法》，第十三届全国人民代表大会常委会第十二次会议，自 2019 年 12 月 1 日起施行。

3. 《中华人民共和国药品管理法实施条例》，国务院，自 2019 年 3 月 2 日起施行。

4. 《药品注册管理办法》，国家市场监督管理总局，自 2020 年 7 月 1 日起施行。

5. 《世界医学大会赫尔辛基宣言》，第 18 届世界医学会联合大会，1964 年 6 月。

Ⅴ. 附件

无。

2.2　质量控制措施

Ⅰ.目的

保证临床试验遵循 GCP 及现行法规,保障受试者的权益和安全。

Ⅱ.适用范围

适用于药物Ⅰ期临床试验研究室。

Ⅲ.规程

1. 质控员必须在试验开始前、试验过程中和试验结束后进行质控。
　　1.1　质控员应在本专业试验项目开始前进行检查,检查内容包括:
　　　　1.1.1　试验是否有伦理委员会的批件和项目协议书。
　　　　1.1.2　试验启动前是否对研究团队进行了培训(召开启动会)。
　　　　1.1.3　分工授权表是否签署。
　　　　1.1.4　研究者是否熟悉临床试验方案。
　　　　1.1.5　研究者是否有研究者手册。
　　　　1.1.6　试验物资及各类表格是否齐全。
　　　　1.1.7　药品管理员是否填写药品接收登记表。
　　　　1.1.8　试验过程中需要的检查、检验项目申请单是否已在机构办公室申请、盖章和备案。
　　　　1.1.9　检查结果记录在《试验开始前质量控制检查表》上。
　　1.2　质控员应对本专业试验在研项目的全部研究病例进行检查,检查内容包括:
　　　　1.2.1　入组病例的诊断、纳入与排除标准与研究方案要求是否一致。
　　　　1.2.2　受试者或其法定代理人是否签署了知情同意书,包括姓名、日期、联系方式。
　　　　1.2.3　执行知情同意过程的研究者是否也在知情同意书上签署姓名、日期、联系方式。
　　　　1.2.4　检验、检查项目是否包括了试验方案中规定的所有项目。
　　　　1.2.5　检验、检查报告单上受试者的姓名、性别、年龄、ID 号、检查日期、项目名称及结果是否完整,检验、检查(复核)医生的签名是否完整准确。
　　　　1.2.6　入组病例所给予的试验用药品剂量、给药时间和给药途径是否与试验方案一致。
　　　　1.2.7　所有合并用药是否检查并记录,有无违反试验方案要求的合并用药。
　　　　1.2.8　受试者任何原因的退出与失访,是否在原始病历及病例报告表(CRF)中说明。
　　　　1.2.9　CRF 中的相关信息(包括项目编号、项目名称、记录日期等)及研究人员签名日期是否完整,记录的结果是否与原始病历一致。

1.2.10　对原始记录进行的任何修改应注明原因,由修改人签名、注明日期。

1.2.11　严重不良事件与可疑且非预期严重不良反应是否按规定及时处理并上报。

1.2.12　发生不良事件、严重不良事件、可疑且非预期严重不良反应是否跟踪随访至转归,并有详细的记录和分析。

1.2.13　对异常且有临床意义的数据是否及时复查并记录。

1.2.14　检查结果记录在《试验过程中质量控制检查表》上。

1.3　质控员对本专业试验结束后项目的全部研究病例进行检查,检查内容包括:

1.3.1　检验、检查项目结果是否齐全,并可溯源。

1.3.2　原始病历及 CRF 的填写、修改、保存是否完整、规范。

1.3.3　试验相关的各项资料是否齐全。

1.3.4　试验用药品的各种记录是否完整、药品数量是否相符。

1.3.5　监查或稽查记录是否保存完整。

1.3.6　不良事件记录是否及时、规范、完整。

1.3.7　检查结果记录在《试验结束后质量控制检查表》上。

1.4　将检查中发现问题及整改措施汇总至《专业药物临床试验质量控制检查情况汇总表》,一式三份,一份质控员保存,一份反馈给研究者,一份给机构,并监督整改落实。

1.5　项目结束质控员将《专业药物临床试验质量控制检查情况汇总表》上报机构办公室。

1.6　每月月底前质控员汇总本专业进行的药物临床试验的情况,填写《专业药物临床试验情况上报表》上报机构办公室,实行零报告制度。

1.7　质控员须按项目建立质控档案。

2. 持续改进。

2.1　质控员对存在的问题,提出整改措施,并反馈给研究者。

2.2　研究者实施整改措施,并将实施的情况记录在《药物临床试验质量控制检查整改反馈表》上。

2.3　质控员每月月底前将《专业药物临床试验质量控制检查反馈和整改意见表》上报机构办公室。

Ⅳ. 参考依据

1.《药物临床试验质量管理规范》,国家药品监督管理局、国家卫生健康委员会,自 2020 年 7 月 1 日起施行。

2.《中华人民共和国药品管理法》,第十三届全国人民代表大会常委会第十二次会议,自 2019 年 12 月 1 日起施行。

3.《中华人民共和国药品管理法实施条例》,国务院,自 2019 年 3 月 2 日起施行。

4.《药品注册管理办法》,国家市场监督管理总局,自 2020 年 7 月 1 日起施行。

Ⅴ. 附件

无。

第3章
标准操作规程

3.1　项目运行标准操作规程

Ⅰ. 目的

规范从项目承接到项目总结的标准操作。

Ⅱ. 适用范围

适用于药物Ⅰ期临床试验研究室的所有临床试验。

Ⅲ. 规程

1. 申办者或申办者委托的合同研究组织（CRO）按照机构"项目申请材料准备清单"完成项目申请工作。
   1.1 申办者或申办者委托的 CRO 与机构办公室或本研究室商讨临床试验合作意向。
   1.2 研究室负责人同意承接临床试验，并指定研究者（PI）。
   1.3 申办者或申办者委托的 CRO 填写"临床试验项目申请表""项目审批表""机构会议审查意见表"，并按照机构要求提供相关资料和信息至本研究室。
   1.4 将已完成的表格提交至机构办公室。
2. 方案制订。
   2.1 方案的初稿可由申办者或申办者委托的 CRO 直接提供，如申办方委托本研究室制订，则由 PI 或 PI 指定专人制订方案初稿。
   2.2 初稿形成后由 PI 或 PI 指定专人，按照"方案讨论标准操作规程"组织相关人员进行方案讨论。
   2.3 研究者将方案讨论形成的意见反馈至申办者或申办者委托的 CRO，并与申办者共同商讨确定方案终稿。
   2.4 主要研究者及申办者在方案终稿上签字确认。
3. 伦理递交：研究者收到申办者或申办者委托的 CRO 准备的相关资料按照"初始审查申请表"的要求，提交至伦理委员会审核。
4. 签署协议：机构审核通过后，签署临床试验委托协议，申办者按照协议要求支付试验经费。
5. 召开启动会：PI 或 PI 指定人员组织相关人员按照"试验项目启动、人员授权分工标准操作规程"的流程召开启动会。
6. 项目实施。
   6.1 受试者招募：PI 指定专人按照"受试者招募标准操作规程"进行受试者招募。
   6.2 研究人员按照"试验开展前表格、仪器设备准备标准操作规程"的要求核对试验开展前物资准备情况。

6.3 知情、筛选及入组：研究人员按照"受试者知情同意标准操作规程"及"受试者筛选标准操作规程"筛选合格的受试者。

6.4 受试者入住：研究人员按照试验方案并根据"受试者入住标准操作规程""试验用药品发放及回收标准操作规程""口服给药标准操作规程"及"血样标本采集标准操作规程"等要求完成试验流程操作。所有操作均需详细记录并及时填写相关资料。

6.5 如出现 SAE 和 SUSAR，按相关标准操作规程处理和报告。

6.6 研究者根据项目要求将生物样本转移至分析测试单位。

7. 质量控制：项目质控员和机构质控员按照"质量控制措施"完成质控工作。

8. 对质控发现问题完成整改后，PI 对研究数据审核并签字确认。

9. 监查、稽查、检查：配合监查员、稽查员或药品监督管理部门的监查、稽查或检查工作。

10. 总结报告可由申办者或申办者委托的 CRO 公司提供，如需本研究室撰写，由 PI 或 PI 指定专人根据"试验方案""分析报告"及"统计报告"等相关文件进行总结报告的撰写，PI 审核确认。

11. 研究者将总结报告提交至机构办公室进行审核盖章。

12. 研究者整理项目相关资料，交机构办公室进行归档。

Ⅳ. 参考依据

1. 《药物临床试验质量管理规范》，国家药品监督管理局、国家卫生健康委员会，自 2020 年 7 月 1 日起施行。

2. 《世界医学大会赫尔辛基宣言》，第 18 届世界医学会联合大会，1964 年 6 月。

3. 《药物Ⅰ期临床试验管理指导原则（试行）》，国家食品药品监督管理局，自 2011 年 12 月 2 日起施行。

Ⅴ. 附件

无。

3.2　方案讨论标准操作规程

Ⅰ. 目的

规范对所承接的项目进行方案讨论的标准操作。

Ⅱ. 适用范围

适用于药物Ⅰ期临床试验研究室的所有临床试验。

Ⅲ. 规程

1. 方案初稿形成后由研究者(PI)或 PI 指定专人组织相关人员进行方案讨论。
2. 参会人员应包括：研究室负责人、PI、研究室秘书、研究医生、研究护士、研究药师、其他与试验有关的人员等。
3. 会议流程：
   3.1　参会人员在《方案讨论会议记录表》(附件)上签到。
   3.2　PI 或 PI 指定专人对方案进行讲解。
   3.3　试验相关人员对试验流程及要求进行讨论。
   3.4　其他与试验相关的事宜。
4. 由研究者记录《方案讨论会议记录表》。
5. 研究者将方案讨论形成的意见反馈至申办者。

Ⅳ. 参考依据

1. 《药物临床试验质量管理规范》，国家药品监督管理局、国家卫生健康委员会，自 2020 年 7 月 1 日起施行。
2. 《世界医学大会赫尔辛基宣言》，第 18 届世界医学会联合大会，1964 年 6 月。
3. 《药物Ⅰ期临床试验管理指导原则(试行)》，国家食品药品监督管理局，自 2011 年 12 月 2 日起施行。

Ⅴ. 附件

《方案讨论会议记录表》(文件编号：YQ-SOP-002-03-FJ01)。

方案讨论会议记录表

信息			
方案名称			
申办者		CRO	
PI		会议时间	
主持人		会议地点	
会议流程			
1. 试验方案讲解;2. 试验相关人员对试验流程及要求进行讨论;3. 其他			
会议内容			

记录人： 日期：

续表

签到表			
姓名(正楷)	单位/科室	职务/职称	联系电话

3.3　试验项目启动、人员授权分工标准操作规程

Ⅰ. 目的

规范试验项目启动、人员授权分工的操作。

Ⅱ. 适用范围

适用于药物Ⅰ期临床试验研究室的所有临床试验。

Ⅲ. 规程

1. 试验项目获得本机构伦理批件、签署合同,经机构办同意后方可召开启动会。
2. 研究者(PI)或 PI 指定专人组织召开试验项目启动会,参会人员应包括:机构办相关人员、研究室负责人、PI、研究室秘书、助理研究者、质控人员、研究医生、研究护士、药品管理员、档案管理员等研究人员,申办者或者合同研究组织(CRO)监查员,其他与试验相关人员。
3. 会议流程
   3.1　参会人员在《项目启动会签到表》(附件 1)上签到。
   3.2　方案培训:按照"试验方案培训标准操作规程"进行培训并讨论。
   3.3　讨论项目日程安排。
   3.4　分工授权:启动会当日,研究人员填写签名样张表,PI 对研究人员进行角色分配、职责分工,完成《研究人员签名样张及分工授权表》(附件 2),授权开始。
4. PI 指定专人撰写《启动会培训纪要》(附件 3),并审阅。

Ⅳ. 参考依据

《药物临床试验质量管理规范》,国家药品监督管理局、国家卫生健康委员会,自 2020 年 7 月 1 日起施行。

Ⅴ. 附件

1.《项目启动会签到表》(文件编号:YQ-SOP-003-04-FJ01)。

项目启动会签到表

方案名称		项目编号	
方案版本号及日期			
申办者		CRO	
会议地点		会议时间	

姓名	单位	科室	职称/职务	联系电话

2.《研究人员签名样张及分工授权表》(文件编号:YQ-SOP-003-04-FJ02)。

研究人员签名样张及分工授权表

方案名称		方案编号			
中心名称		中心编号			
				研究者	
姓名(正楷)	签名样张	研究角色	研究职责	开始授权	停止授权
	姓名 首字母缩写 / 数字样张			PI签名 / 日期	PI签名 / 日期

研究职责代码

A=受试者宣教和获取知情同意	B=受试者网络筛查,人口学登记	C=体格检查和问诊	D=身高体重,生命体征等操作和记录
E=实验室检查标本采集,酒精呼气、尿液毒品检测,尿妊娠判断等操作和记录	F=受试者入选/排除判断	G=随机	H=原始病历书写
I=临床医学观察及判断	J=临床护理观察	K=受试者管理	L=SAE/SUSAR评估,随访及报告
M=试验用药品管理	N=试验用药品配制,给药和记录	O=生物样本采集和记录	P=生物样本处理和记录
Q=生物样本保存和管理	R=试验物资管理	S=试验文档管理	T=应急信件/随机信件的保管
U=eCRF录入	V=数据质疑解答	W=伦理沟通	X=试验质量控制
Y=其他:			

研究者签名(研究结束填写):_____　　日期:_____

3.《启动会培训纪要》(文件编号:YQ-SOP-003-04-FJ03)。

启动会培训纪要

方案名称			
方案版本号及日期		项目编号	
申办者		CRO	
培训地点		培训日期	
培训人			
参与培训 人员名单	临床试验机构办: 研究科室: 申办者: SMO 人员: CRO 人员:		
培训会议纪要			
撰写人		撰写日期	
审阅人		审阅日期	

3.4　试验方案培训标准操作规程

Ⅰ. 目的

规范试验方案培训的操作。

Ⅱ. 适用范围

适用于药物Ⅰ期临床试验研究室的所有临床试验。

Ⅲ. 规程

1. 试验项目开始前,需进行试验方案培训,如试验方案更新应及时培训。
2. 研究者(PI)或 PI 指定专人组织召开试验方案培训,内容包括试验总体设计、入选/排除标准、药品管理、生物样本采集及处理、不良事件、严重不良事件的处理及上报等。
3. 参与培训人员应包括 PI、机构办相关人员、助理研究者、质控人员、研究医生、研究护士、药品管理员、样本管理员等研究人员,申办者或者合同研究组织(CRO)监查员,其他与试验相关人员。
4. PI 指定人员负责记录,并填写《试验方案培训记录表》(附件)首页,所有参与培训人员在《试验方案培训记录表》续页上签名并保存在"研究者文件夹"中。

Ⅳ. 参考依据

《药物临床试验质量管理规范》,国家药品监督管理局、国家卫生健康委员会,自 2020 年 7 月 1 日起施行。

Ⅴ. 附件

《试验方案培训记录表》(文件编号:YQ-SOP-004-02-FJ01)。

试验方案培训记录表

方案名称			
方案版本号及日期		项目编号	
申办者		CRO	
培训时间		培训地点	
培训人		记录人	
培训内容			
总体设计		□ 是;□ 否;□ 不适用	
受试者入选、排除标准		□ 是;□ 否;□ 不适用	
试验中止标准		□ 是;□ 否;□ 不适用	
药物接收、储存要求		□ 是;□ 否;□ 不适用	
给药		□ 是;□ 否;□ 不适用	
知情同意书的签署		□ 是;□ 否;□ 不适用	
检查、检验项目		□ 是;□ 否;□ 不适用	
随机要求		□ 是;□ 否;□ 不适用	
试验周期		□ 是;□ 否;□ 不适用	
样本采集、处理及转运		□ 是;□ 否;□ 不适用	
随访次数、时间及过程		□ 是;□ 否;□ 不适用	
合并用药		□ 是;□ 否;□ 不适用	
CRF 表填写		□ 是;□ 否;□ 不适用	
研究病历填写		□ 是;□ 否;□ 不适用	
AE、SAE、SUSAR 的处理		□ 是;□ 否;□ 不适用	
监查要求		□ 是;□ 否;□ 不适用	
记　　　录			

其他说明:

注:参与培训人员签名见下页

参与培训人员签名

姓名	单位	姓名	单位

3.5　方案偏离与违背处理标准操作规程

Ⅰ．目的

规范在临床试验过程中发生方案偏离与违背的处理操作。

Ⅱ．适用范围

适用于药物Ⅰ期临床试验研究室所有临床试验的方案偏离与违背。

Ⅲ．规程

1. 方案偏离/违背：药物临床试验必须遵循《药物临床试验质量管理规范》（Good Clinical Practice，GCP）的原则、依从伦理委员会批准的试验方案；任何有意或无意偏离或违反 GCP 原则和试验方案的行为都称为方案偏离（Protocol Deviation，PD）或方案违背（Protocol Violation，PV）。
2. 方案偏离/违背包括但不限于以下情况。
   2.1　重大 PD/PV。
     2.1.1　受试者不符合任一条入选标准，或符合任一条排除标准但被纳入试验。
     2.1.2　受试者在试验过程中发生了符合中止试验标准的情况，但没有退出试验。应提前中止试验的情况，如化验指标变得显著异常，受试者撤销了知情同意，受试者怀孕，受试者不符合进入下一阶段研究的标准等。
     2.1.3　任何偏离研究特定的程序或评估，从而对受试者的权益、安全和健康，或对研究结果产生显著影响的研究行为。
     2.1.4　受试者接受了不正确的治疗或剂量，达到了影响受试者安全或统计分析的程度。包括：
       2.1.4.1　明显的不依从研究药物剂量要求，包括方案规定的剂量水平和服药时间和/或漏服研究药物（包括服药后受试者又自行吐出研究药物的情况）。
       2.1.4.2　服错药物，如随机化或配药环节出错，受试者得到错误的（研究或对照）治疗。
       2.1.4.3　超剂量用药：适用于方案或研究者手册中有超剂量的规定。
     2.1.5　受试者服用了方案规定的"禁止的合并用药"。
   2.2　一般 PD/PV。
     2.2.1　访视/观察/检查在时间窗外，但不影响安全性评价。
     2.2.2　方案规定采样点缺失或超窗，但不影响药动学参数计算及结果评价。
3. 方案偏离/违背的处理。
   3.1　如果发现研究项目有方案偏离或违背，及时告知相关研究人员，并报告给主要研究者和申办者。由研究者和申办者评估受试者是否继续参加试验以及对试验结果的影响。

3.2　研究者需将方案 PD/PV 发生的时间、过程、原因及相应的处理措施等信息详细记录在《违背方案报告表》(附件)中。

3.3　研究者需将《违背方案报告表》递交至机构办公室及伦理委员会。

Ⅳ. 参考依据

1.《药物临床试验质量管理规范》,国家药品监督管理局、国家卫生健康委员会,自 2020 年 7 月 1 日起施行。

2.《世界医学大会赫尔辛基宣言》,第 18 届世界医学会联合大会,1964 年 6 月。

Ⅴ. 附件

《违背方案报告表》(文件编号:YQ-SOP-005-03-FJ01)。

违背方案报告表

方案名称			
项目来源			
方案版本号		方案版本日期	
知情同意书版本号		知情同意书版本日期	
主要研究者		科 室	
伦理批件号			

一、违背方案的情况

- **重大违背方案：**
  - ◇ 纳入不符合纳入标准的受试者：□ 是　□ 否
  - ◇ 研究过程中，符合提前中止研究标准而没有让受试者退出：□ 是　□ 否
  - ◇ 给予受试者错误的治疗或不正确的剂量：□ 是　□ 否
  - ◇ 给予受试者方案禁用的合并用药：□ 是　□ 否
  - ◇ 任何偏离研究特定的程序或评估，从而对受试者的权益、安全和健康，或对研究结果产生显著影响的研究行为：□ 是　□ 否
- **持续违背方案**（不属于上述重大违背方案，但反复多次地违背方案）：□ 是　□ 否
- **研究者不配合监察/稽查：**□ 是　□ 否
- **对违规事件不予以纠正：**□ 是　□ 否
- **违背方案事件的描述：**

二、违背方案的影响

- 是否影响受试者的安全：□ 是　□ 否
- 是否影响受试者的权益：□ 是　□ 否
- 是否对研究结果产生显著影响：□ 是　□ 否

三、违背方案的处理措施

报告人签名		日　期	

3.6　紧急揭盲标准操作规程

Ⅰ. 目的

规范紧急揭盲的标准操作。

Ⅱ. 适用范围

适用于药物Ⅰ期临床试验研究室所有需要紧急揭盲的临床试验。

Ⅲ. 规程

1. 在试验过程中如出现紧急的医学事件,而研究人员处理此事件需要获得该受试者使用的确切的药物名称时,实施紧急揭盲。

2. 实施紧急揭盲时需征得该项目研究者(PI)的同意,且揭盲时必须有见证人在场,见证人必须为与该试验相关的人员,包括其他研究人员、机构办人员或申办者人员等。

3. 按照应急信封揭盲流程或系统随机揭盲流程进行紧急揭盲,并需要迅速通知申办者及本机构办公室。

4. 应急信封紧急揭盲流程。

    4.1　研究者应妥善保存申办者提供的与试验用药品编号相应的应急信封。

    4.2　发生需要紧急揭盲的医学事件时,经过研究者同意后,由研究人员拆开受试者药品名称,并填写《紧急揭盲登记表》(附件)。

    4.3　研究者必须将《紧急揭盲登记表》及已拆封的应急信封同时保存在研究者文件夹中。

5. 系统随机紧急揭盲流程。

    5.1　研究者通过申办者提供的随机系统获取受试者个人随机号。

    5.2　当发生需要紧急揭盲的医学事件时,经研究者同意后,研究人员登陆申办者提供的系统输入需要揭盲的受试者对应的随机号等信息后,获得受试者确切使用的药品名称,并填写《紧急揭盲登记表》。

    5.3　研究者必须将《紧急揭盲登记表》保存在研究者文件夹中。

Ⅳ. 参考依据

1. 《药物临床试验质量管理规范》,国家药品监督管理局、国家卫生健康委员会,自 2020 年 7 月 1 日起施行。

2. 《世界医学大会赫尔辛基宣言》,第 18 届世界医学会联合大会,1964 年 6 月。

Ⅴ. 附件

《紧急揭盲登记表》(文件编号:YQ-SOP-006-03-FJ01)。

紧急揭盲登记表

方案名称			
项目编号		中心编号	
入选编号		姓名缩写	
揭盲人		揭盲日期	
揭盲原因			
盲底			
揭盲人签名及日期			
见证人签名及日期			
主要研究者签名及日期			

3.7　源文件记录标准操作规程

Ⅰ. 目的

规范源文件记录的操作。

Ⅱ. 适用范围

适用于药物 I 期临床试验研究室的所有临床试验。

Ⅲ. 规程

1. 研究人员严格按分工表中授权职责填写、修改源文件。
2. 研究人员使用黑色签字笔填写,数据填写应清楚,避免数据疑问。
3. 使用无碳复写纸时,应将纸板放在下页,以免被复写到。
4. 修改源数据时,应使用杠改,保持原记录可见,不得使用涂改液或胶带,数据修改处应签署修改人的姓名或姓名缩写和日期。正确的修改方式如下:

<u>1983</u>　　1982——王小明(WXM)2019.6.22

如果修改的是重要的数据,如主要终点指标,应该在修改处附上修改理由。

Ⅳ. 参考依据

《药物临床试验质量管理规范》,国家药品监督管理局、国家卫生健康委员会,自 2020 年 7 月 1 日起施行。

Ⅴ. 附件

无。

3.8　文件归档与保存标准操作规程

Ⅰ. 目的

规范文件资料归档和保存的操作。

Ⅱ. 适用范围

适用于药物Ⅰ期临床试验研究室。

Ⅲ. 规程

1. 临床试验研究室文件包括：
    1.1　临床试验机构制度与标准操作规程。
    1.2　药物Ⅰ期临床试验研究室制度与标准操作规程。
    1.3　人员档案，包括：人员分工表、人员简历、GCP 培训证书、专业技术资格证书、职称聘书、学位证书（最高学位证书即可）、发表的关于临床试验的论文复印件（如有）。
    1.4　专业培训计划及培训内容、培训记录、培训签到等。
    1.5　药品管理相关记录（如温湿度记录等）。
    1.6　仪器设备档案。
    1.7　相关法律法规。
    1.8　试验过程中产生的文件。
        1.8.1　试验方案及修正案、批文。
        1.8.2　研究者手册及更新件。
        1.8.3　知情同意书及相关资料。
        1.8.4　病例报告表（样表及已填写的病例报告表）。
        1.8.5　标准操作规程及更新版本。
        1.8.6　标准操作规程相关记录。
        1.8.7　与药品监督管理部门的沟通文件。
        1.8.8　与伦理委员会沟通的文件。
        1.8.9　与申办者、监查员沟通的文件。
        1.8.10　试验用药品管理文件。
        1.8.11　受试者招募、筛选及入选资料。
        1.8.12　不良事件记录及报告文件。
        1.8.13　研究人员名单及履历表。
        1.8.14　临床试验原始资料。
        1.8.15　临床试验其他文件资料。

2. 临床试验文件资料归档。

 2.1 对于不需要归档到机构的临床试验文件,应将文件归类后存放于药物Ⅰ期临床试验研究室档案室。

 2.2 对于按规定需要归档到机构的临床试验文件,应根据《中国科学技术大学附属第一医院(安徽省立医院)药物临床试验文件归档清单》(附件)将文件整理好后交于机构档案室保存。

3. 临床试验文件资料保存。

 3.1 保存期限:研究者应保存临床试验资料至临床试验结束后5年;申办者应保存临床试验资料至试验药品被批准上市后5年。

 3.2 保存条件:临床试验文件资料应保存在专用且安全的场所,如专门的档案室;保存场所的温湿度应符合要求,而且防潮、防火、防虫害,能保证文件资料的安全。

 3.3 保存形式:可以纸质文件、电子记录、移动硬盘、刻录 CD 等形式保存。

Ⅳ. 参考依据

1.《药物临床试验必备文件保存指导原则》,国家药品监督管理局,自 2020 年 7 月 1 日起施行。

2.《中华人民共和国药品管理法》,第十三届全国人民代表大会常委会第十二次会议,自 2019 年 12 月 1 日起施行。

3.《中华人民共和国药品管理法实施条例》,国务院,自 2019 年 3 月 2 日起施行。

4.《药品注册管理办法》,国家市场监督管理总局,自 2020 年 7 月 1 日起施行。

5.《药物临床试验质量管理规范》,国家药品监督管理局、国家卫生健康委员会,自 2020 年 7 月 1 日起施行。

Ⅴ. 附件

《中国科学技术大学附属第一医院(安徽省立医院)药物临床试验文件归档清单》(文件编号: YQ-SOP-008-03-FJ01)。

安徽省立医院药物临床试验文件归档清单

项目药物：

申办者（CRO）：

承担专业： 试验分期：

开始时间： 结束时间：

序号	文件名称	如有，请划"√"	备注
1	临床试验准备阶段		
1.1	院内审批表		
1.2	研究者手册		
1.3	试验方案及其修正案（已签名）		
1.4	病例报告表（样表）		
1.5	知情同意书		
1.6	受试者招募广告及其他提供给受试者的书面文件		
1.7	财务规定		
1.8	保险和赔偿措施或相关文件		
1.9	协议（已签名）		
1.10	伦理委员会批件		
1.11	伦理委员会成员表（已签名）		
1.12	国家食品药品监督管理局批件		
1.13	研究者履历及相关文件		
1.14	临床试验有关的实验室检测正常值范围		
1.15	医学或实验室操作的质控证明		机构办集中保存
1.16	试验用药品与试验相关物资的运货单		
1.17	试验用药品的药检证明		
1.18	设盲试验的破盲规程		
2	临床试验进行阶段		
2.1	研究者手册更新件		
2.2	其他文件（方案、病例报告表、知情同意书、书面情况通知、招募广告）的更新		
2.3	试验相关文件修订的伦理委员会批件（原件）		
2.4	新研究者的履历		
2.5	医学、实验室检查的正常值范围更新		
2.6	医学或实验室操作的质控证明的更新		
2.7	试验用药品与试验相关物资的运货单或交接记录		
2.8	新批号试验用药品的药检证明		

序号	文件名称	如有,请划"√"	备注
2.9	相关通信记录(信件、会议记录、电话记录)		
2.10	已签名的知情同意书(原件)		
2.11	原始医疗文件(原件)		共　份
2.12	病例报告表(已填写,签名,注明日期)		
2.13	病例报告表修改记录		
2.14	研究者致申办者的严重不良事件报告(原件)		
2.15	研究中止/中断报告或终止报告(如果存在,原件)		
2.16	申办者和/或研究者致药品监督管理局、伦理委员会的严重不良事件及其他安全性信息报告		
2.17	申办者致研究者的安全性信息通告		
2.18	中期或年度报告		
2.19	受试者鉴认代码表(原件)		
2.20	受试者筛选表与入选表		
2.21	试验用药品登记表		
2.22	研究者签名样张		
2.23	生物样本(体液或组织样本)留存记录		
3	临床试验完成后		
3.1	剩余试验用药品退回或销毁证明		
3.2	完成试验受试者编码目录		
3.3	小结/总结报告		
4	其他资料		
4.1	启动会记录及签到表		
4.2	监查记录表		
4.3	企业资质		

专业归档人:

专业负责人:　　　　　　　　　　　　　　　　　　机构办接收人:

时间:　　　　　　　　　　　　　　　　　　　　　时间:

3.9　不良事件处理标准操作规程

Ⅰ. 目的

规范研究人员处理试验过程中不良事件的操作。

Ⅱ. 适用范围

适用于药物Ⅰ期临床试验研究室的所有临床试验。

Ⅲ. 规程

1. 定义。
    1.1　不良事件(Adverse Event，AE)，指受试者接受试验用药品后出现的所有不良医学事件，可以表现为症状体征、疾病或者实验室检查异常，但不一定与试验用药品有因果关系。
    1.2　严重不良事件(Serious Adverse Event，SAE)，指受试者接受试验用药品后出现死亡、危及生命、永久或者严重的残疾或者功能丧失、受试者需要住院治疗或者延长住院时间，以及先天性异常或者出生缺陷等不良医学事件。SAE 报告类型分为首次报告、随访报告及总结报告。
    1.3　可疑且非预期严重不良反应(Suspected Unexpected Serious Adverse Reaction，SUSAR)，指临床表现的性质和严重程度超出了试验药物研究者手册、已上市药品的说明书或者产品特性摘要等已有资料信息的可疑并且非预期的严重不良反应。
2. 不良事件严重程度判断及分级。
    2.1　1 级：轻度；无症状或轻微；仅为临床或诊断所见；无需治疗。
    2.2　2 级：中度；需要较小、局部或非侵入性治疗；与年龄相当的工具性日常生活活动受限。
    2.3　3 级：严重或具有重要医学意义但不会立即危及生命；导致住院或延长住院时间；致残；自理性日常生活活动受限。
    2.4　4 级：危及生命；需要紧急治疗。
    2.5　5 级：与 AE 相关的死亡。
3. 不良事件与试验用药品的相关性判定。
    3.1　肯定有关：符合所疑药物已知的反应类型，符合用药后合理的时间顺序，减量或停药后不良反应减轻或消失，再次给药后又出现该不良反应。
    3.2　很可能有关：符合所疑药物已知的反应类型，符合用药后合理的时间顺序，减量或停药后不良反应减轻或消失，但受试者的临床状态或其他原因也有可能产生该反应。
    3.3　可能有关：符合所疑药物已知的反应类型，符合用药后合理的时间顺序，减量或停药后不良反应减轻或不明显,但受试者的临床状态或其他原因可解释该反应。

3.4 可能无关:不太符合所疑药物已知的反应类型,不太符合用药后合理的时间顺序,受试者的临床状态或其他原因也有可能产生该反应。

3.5 肯定无关:不符合所疑药物已知的反应类型,不符合用药后合理的时间顺序,受试者的临床状态或其他原因也可解释该反应,排除临床症状或其他原因后反应减轻或消失。

4. 处理与记录。

4.1 在试验开始前,研究者或研究人员熟悉申办者提供的试验方案、研究者手册,试验用药品相关资料信息,包括试验药物临床前安全性和有效性研究资料,可能的风险和不良反应,以及可能需要的特殊检查、观察项目和防范措施。

4.2 研究医生向受试者详细说明用药后可能出现的药物不良反应,要求受试者如实反映用药后的不适症状,避免诱导性提问。

4.3 试验开始后(受试者用药后),研究人员密切观察、询问受试者是否有任何异常或受试者自发报告的所有不适症状。

4.4 不良事件发生时,研究医生负责做出与临床试验相关的医学判断或临床决策,保障受试者得到及时对症治疗。必要时启动《会诊、转诊标准操作规程》,进行会诊或转诊。

4.5 研究人员对试验期间发生的不良事件进行追踪,对试验结束后仍没有转归的不良事件进行追踪评估,直至异常转归或稳定、有合理解释,或经研究医生判断无需继续随访、受试者失访。

4.6 研究医生需详细、规范记录不良事件的发生时间、严重程度、持续时间、采取的措施、伴随的治疗和转归情况,并判定与试验用药品的关系,如实填写《不良事件处理记录表》(附件 1)和《不良事件汇总表》(附件 2),或填写在指定的原始病历或记录在电子病例报告表中。

Ⅳ. 参考依据

1.《药物临床试验质量管理规范》,国家药品监督管理局、国家卫生健康委员会,自 2020 年 7 月 1 日起施行。

2.《常见不良事件评价标准》(CTCAE)5.0 版,美国卫生及公共服务部,2017 年 11 月 27 日公布。

Ⅴ. 附件

1.《不良事件处理记录表》(文件编号:YQ-SOP-009-04-FJ01)。

不良事件处理记录表

方案名称					
方案版本号及日期			项目编号		
申办者			CRO		
受试者 随机号		年龄		性别	
不良事件名称					
不良事件 经过及 处理和分析	（发生时间、与药物关系、采取措施、严重程度、是否为 SAE、是否退出试验）				
研究人员		时间		发生场所	
跟踪随访	（转归情况/时间）				
研究人员		时间		发生场所	

2.《不良事件汇总表》(文件编号:YQ-SOP-009-04-FJ02)。

不良事件汇总表

方案名称		项目编号	
方案版本号及日期		主要研究者	
申办者		CRO	

筛选号□ 随机号□	姓名缩写	事件名称	开始时间	结束时间	严重程度分级	是否为SAE	药物治疗	研究药物相关性	研究影响	事件转归	备注
						□是 □否					
						□是 □否					
						□是 □否					
						□是 □否					
						□是 □否					
						□是 □否					

研究医生签名		日期　　年　月　日

注:
(1) 严重程度分级:1=1级,2=2级,3=3级,4=4级,5=5级。

(2) 药物治疗:1=无特殊处理,2=药物治疗,3=非药物治疗,4=未知的。

(3) 研究药物相关性:1=肯定有关,2=很可能有关,3=可能有关,4=可能无关,5=肯定无关。

(4) 研究影响:1=无影响,2=退出研究。

(5) 事件转归:1=完全缓解,2=部分缓解,3=未缓解,4=持续,5=后遗症,6=死亡,7=未知。

3.10　SAE 与 SUSAR 报告标准操作规程

Ⅰ．目的

规范临床试验中 SAE 与 SUSAR 报告的操作。

Ⅱ．适用范围

适用于药物Ⅰ期临床试验研究室的所有临床试验。

Ⅲ．规程

1. 严重不良事件(Serious Adverse Event, SAE)报告要求。

　1.1　研究者在获知 SAE 后 24 小时内向药物试验机构递交书面和电子报告,并及时向申办者报告。

　1.2　报告内容完整、准确,需描述清楚 SAE 的特征(严重程度、起止时间、相关性判断等),随后应当及时提供详尽的书面和电子随访报告。

　1.3　严重不良事件和随访报告中注明受试者在试验中的鉴认代码。

2. 可疑且非预期严重不良反应(Suspicious and Unexpected Serious Adverse Reactions, SUSAR)报告要求。

　2.1　申办者评估:申办者收到安全性相关信息后,应当立即分析评估,基于事实作出科学独立的判断,包括严重性、与试验药物的相关性以及是否为预期事件等。不同意见的处理:申办者在评估事件的严重性和相关性时,如与研究者持有不同的意见,必须写明理由。在相关性判断中不能达成一致时,其中任一方判断不能排除与试验药物相关的,也应快速报告。

　2.2　递交流程:申办者将 SUSAR 报告递交至研究者,研究者审核后,将电子版报告发送至药物临床试验机构邮箱。

　2.3　报告时限:

　　2.3.1　对于致死或危及生命的 SUSAR,申办者应在首次获知后尽快报告,但不得超过 7 天,并在随后的 8 天内报告、完善随访信息。(申办者首次获知当天为第 0 天)

　　2.3.2　对于非致死或危及生命的 SUSAR,申办者应在首次获知后尽快报告,但不得超过 15 天。

　　2.3.3　所有电子版报告以邮件发送成功时间为准,纸质材料应在邮件报告后的一个月内递交。

3. 报告原则上应为简体中文(本中心发生的 SUSAR 报告必须为简体中文)。对于原始资料为英文的报告,为实现快速报告,可以第一时间递交英文版的报告,后续可以使用英文配合中文共同报告并递交。

Ⅳ．参考依据

1. 《药物临床试验质量管理规范》，国家药品监督管理局、国家卫生健康委员会，自 2020 年 7 月 1 日起施行。
2. 《常见不良事件评价标准》(CTCAE)5.0 版，美国卫生及公共服务部，2017 年 11 月 27 日公布。

Ⅴ．附件

无。

3.11　临床试验结题签认标准操作规程

Ⅰ. 目的

规范药物临床试验结题确认的操作。

Ⅱ. 适用范围

适用于药物Ⅰ期临床试验研究室的所有药物临床试验。

Ⅲ. 规程

1. 试验完成后,由 PI 或 PI 指定的相关人员登陆 OA—科研处主页—GCP 管理栏,下载并填写《药物临床试验结题签认表》(附件),对项目的剩余试验物资、项目的研究文件及资料、项目剩余检验检查单清点整理后,签字确认。
2. 药品管理员对项目剩余的试验用药品清点后,签字确认。
3. 项目承担科室专业质控员对项目进行检查,检查无误后,向机构办申请对项目进行归档,签字确认。
4. PI 或 PI 指定的相关人员将结题签认表提交至机构办。
5. 机构办秘书对项目的全部到账金额及转账时间进行审核,并签字确认。
6. 机构档案管理员安排机构质控员对项目进行归档前质控,同时研究者须将项目研究报告递交至机构办。质控合格后,档案管理员按照归档清单对项目进行审核,审核通过后对项目进行归档,并签字确认。
7. 机构办主任对项目资料进行审核,同意归档,并盖章,签字确认。

Ⅳ. 参考依据

《药物临床试验质量管理规范》,国家药品监督管理局、国家卫生健康委员会,自 2020 年 7 月 1 日起施行。

Ⅴ. 附件

《药物临床试验结题签认表》(文件编号:YQ-SOP-011-03-FJ01)。

药物临床试验结题签认表

项目名称					
申办者					
科室		研究者/电话		申请时间	
筛选例数		入组例数		完成例数	
指定人员	确认内容			签名/联系电话	日期
PI/研究助理/研究护士	该项目的剩余试验物资（请说明名称和数量，可附页）： 退回□　销毁□　与申办方完成移交手续□				
	该项目的研究文件及资料已按照机构归档清单整理完毕： 由科室负责保管□　机构办公室负责保管□				
	该项目剩余检验检查单（请说明名称和数量，可附页）： 全部用完□　退回机构办公室□				
药品管理员	该项目的剩余试验药品（请说明名称和数量，可附页）： 全部用完□　退回申办者□　与申办方完成移交手续□				
专业质控员	我已对项目进行了检查，申请对项目进行归档				
项目管理员	该项目的全部费用已支付（付款时间及金额）：				
	已安排机构质控员对项目进行归档前质控				
档案管理员	该项目的研究报告已递交机构办公室 中心小结报告□　总结报告□				
	已对该项目按照归档清单进行审核，接受归档				
机构办主任	对项目资料进行审核，同意归档，并盖章				

3.12　接受和配合监查、稽查及检查标准操作规程

Ⅰ．目的

规范研究室和研究人员接受和配合监查、稽查及检查的操作。

Ⅱ．适用范围

适用于药物 Ⅰ 期临床试验研究室的所有临床试验。

Ⅲ．规程

1. 定义。

　1.1　监查：指监督临床试验的进展，并保证临床试验按照试验方案、标准操作规程和相关法律法规要求实施、记录和报告的行动。

　1.2　稽查：指对临床试验相关活动和文件进行系统的、独立的检查，以评估确定临床试验相关活动的实施、试验数据的记录、分析和报告是否符合试验方案、标准操作规程和相关法律法规的要求。

　1.3　检查：指药品监督管理部门对临床试验的有关文件、设施、记录和其他方面进行审核检查的行为，检查可以在试验现场、申办者或者合同研究组织所在地，以及药品监督管理部门认为必要的其他场所进行。

2. 接受和配合各类型检查的一般流程。

　2.1　监查。

　　2.1.1　研究者（PI）接到监查通知后，做好安排并通知项目组相关成员，研究人员负责接待与配合。

　　2.1.2　监查期间，研究人员准备病历资料和研究档案，并配合解决监查中发现的问题。如有需要，药物临床试验机构可以帮助协调相关科室（如检验科、影像科等）进行配合；如监查中需要与机构办公室沟通，研究者负责联系机构办公室秘书。

　　2.1.3　监查结束后，研究者应尽快归档监查员提交的"监查报告"或其他相关记录，并将监查中发现的问题反馈至项目组的相关人员。

　2.2　稽查。

　　2.2.1　PI 接到稽查通知后指定专人进行接待与准备。

　　2.2.2　PI 或者 PI 指定的专人邀请机构办公室负责人和机构办质控员列席稽查的启动会和总结会，并通知相关科室和人员参加（必要时召开筹备会）。

　　2.2.3　稽查当天由 PI 或者 PI 指定专人负责稽查专家的接待，如涉及伦理委员会运作和机构管理流程等，由 PI 或 PI 指定专人联系本机构伦理委员会、机构办公室等相关人员。

2.2.4　稽查结束后,由 PI 或者 PI 指定专人对检查中反映的问题和结果进行汇总,并做好《临床试验监查、稽查及检查来访工作记录表》(附件)的稽查记录,提出解决措施,有关文字材料交机构办公室存档。

2.3　检查。

2.3.1　PI 收到机构办公室的药品监督管理局的检查书面通知后,拟定议程安排,由机构办公室提前预约会议室,研究室的相关人员需积极配合。

2.3.2　检查当天,由机构办公室负责检查专家的接待,并做好《临床试验监查、稽查及检查来访工作记录表》的记录,如涉及相关科室和试验项目,PI、质控和研究人员须到场接受专家提问。

2.3.3　检查结束后,由 PI 或者 PI 指定专人对检查中反映的问题和结果进行汇总,并提出解决措施。

Ⅳ. 参考依据

《药物临床试验质量管理规范》,国家药品监督管理局、国家卫生健康委员会,自 2020 年 7 月 1 日起施行。

Ⅴ. 附件

《临床试验监查、稽查及检查来访工作记录表》(文件编号:YQ-SOP-012-04-FJ01)。

临床试验监查、稽查及检查来访工作记录表

来访目的			
来访形式	□ 监查　　□ 稽查　　□ 检查		
来访单位		来访人数	
来访时间			
结束时间			

工作记录内容			
			记录人：＿＿＿＿＿＿＿＿

来访人员签字			
姓名	单位	姓名	单位

3.13　试验物资交接标准操作规程

Ⅰ. 目的

规范试验物资交接的操作。

Ⅱ. 适用范围

适用于药物Ⅰ期临床试验研究室的所有临床试验。

Ⅲ. 规程

1. 试验物资是指试验过程中申办者或申办者委托的合同研究组织(CRO)向研究室提供的所有相关的物资,包括研究者手册、临床试验方案、知情同意书、研究病历、试验耗材及资质证明等。原则上试验启动后才可以接收物资。
2. 试验开始前,申办者或 CRO 应将试验物资当面交接或邮寄至本研究室。
3. 研究室指定专人进行物资交接,接到物资时及时查验并清点物资的名称、规格、产地、批号、有效期、数量、包装是否完整,并填写《试验物资交接表》(附件),并由核对者、接收者签字确认。如是邮寄物资,研究室应保留快递单号。
4. 接收者将核对无误的物资存放在库房或专用柜中,并标明试验名称。
5. 试验物资专项专用,不得用于其他试验。
6. 项目结束后,研究人员及时通知申办者或 CRO,双方清点剩余物资,并填写《试验物资交接表》,并由退回者、核对者签字确认。

Ⅳ. 参考依据

《药物临床试验质量管理规范》,国家药品监督管理局、国家卫生健康委员会,自 2020 年 7 月 1 日起施行。

Ⅴ. 附件

《试验物资交接表》(文件编号：YQ-SOP-013-04-FJ01)。

试验物资交接表

方案名称											
方案版本号及日期		项目编号									
申办者		CRO									
接收时间	物资名称	规格	产地	批号	有效期	接收数量	核对者	接收者	退回数量	退回者	核对者	退回时间

3.14　受试者知情同意标准操作规程

Ⅰ. 目的

规范研究医生对受试者进行知情同意过程的操作。

Ⅱ. 适用范围

适用于药物Ⅰ期临床试验研究室所有的临床试验。

Ⅲ. 规程

1. 知情同意:指受试者被告知可影响其做出参加临床试验决定的各方面情况后,确认同意自愿参加临床试验的过程。该过程应当以书面的、签署姓名和日期的知情同意书作为文件证明。

2. 知情同意书及其更新件是经过伦理委员会审查合格的文件,提供给受试者的知情同意书或其他书面资料包含受试者补偿信息,包括补偿方式、数额和计划。

3. 知情同意前准备。

    3.1　由 PI 授权的研究医生熟悉试验方案及知情内容,能以通俗易懂的语言和表达方式使受试者或监护人、见证人易于理解,并能详尽回答受试者或监护人提出的与临床试验相关的问题。

    3.2　备好集体知情宣讲内容(必要时)、知情同意书、《领取知情同意书记录表》(附件1)。

4. 知情同意过程。

    4.1　由 PI 授权的研究医生实施知情同意的集中宣讲(必要时)和(或)个体知情同意,知情内容包括但不限于以下内容:

    4.1.1　临床试验概况、目的。

    4.1.2　试验治疗和随机分配至各组的可能性。

    4.1.3　受试者的义务,需要遵守的试验步骤,包括创伤性医疗操作。

    4.1.4　试验可能致受试者的风险或者不便,尤其是存在影响胚胎、胎儿或者哺乳婴儿的风险。

    4.1.5　受试者参加临床试验可能获得的补偿,发生与试验相关的损害时,可获得的补偿以及治疗。

    4.1.6　受试者参加试验是自愿的,可以拒绝参加或者有权在试验的任何阶段随时退出而不会遭到歧视或者报复,其医疗待遇与权益不会受到影响。

    4.1.7　在不违反保密原则和相关法规的情况下,监查员、稽查员、伦理委员会和药品监督管理部门检查人员可以查阅受试者的原始医学记录,以核实临床试验的过程和数据。

4.1.8 当存在有关试验信息和受试者权益的问题,以及发生试验相关损害时,受试者可联系的研究者和伦理委员会及其联系方式。

4.1.9 受试者参加试验的预期持续时间,可能被终止试验的情况以及理由。

4.1.10 集体宣教结束,研究医生在《集体宣教记录表》(附件 2)上记录宣教开始时间和结束时间。

4.2 个体知情时给予受试者或监护人充分的时间考虑,有意向参与试验的受试者或监护人、见证人需单独到知情同意室进行个体知情同意并签署知情同意书。

5. 知情同意书签署。

5.1 受试者、监护人或公证人在知情同意书签字页正确签署姓名、日期、时间、联系电话,进行知情同意的研究医生也需在知情同意书上正确签署姓名、日期、时间、联系电话。知情同意书一式两份,两份签署内容保持一致。

5.2 知情同意书签署后,研究医生核对知情同意书签名字迹是否清楚,日期及时间是否正确,如发现错误或有涂改应及时正确杠改并签名、注明杠改日期。

5.3 核对完成后,受试者或监护人、见证人和研究医生各执一份,并在《领取知情同意书记录表》上签署姓名、日期、领取时间,进行下一步筛选检查。

Ⅳ. 参考依据

1.《药物临床试验质量管理规范》,国家药品监督管理局、国家卫生健康委员会,自 2020 年 7 月 1 日起施行。

2.《世界医学大会赫尔辛基宣言》,第 18 届世界医学会联合大会,1964 年 6 月。

Ⅴ. 附件

1.《领取知情同意书记录表》(文件编号:YQ-SOP-014-04-FJ01)。

领取知情同意书记录表

我自愿参加＿＿＿＿＿＿＿＿＿＿＿＿＿＿＿项目,我已充分知情,完全了解参加本次试验的性质、目的、试验方法、权利、义务、风险和获益,签署并领取了知情同意书。

方案 名称							
方案版 本号及 日期			项目 编号				
申办者			CRO				
筛选号	知情同意书 领取时间	受试者 签名	见证人/监护 人(需要时)	筛选号	知情同意书 领取时间	受试者 签名	见证人/监护 人(需要时)
	＿＿:＿＿				＿＿:＿＿		
	＿＿:＿＿				＿＿:＿＿		
	＿＿:＿＿				＿＿:＿＿		
	＿＿:＿＿				＿＿:＿＿		
	＿＿:＿＿				＿＿:＿＿		
	＿＿:＿＿				＿＿:＿＿		
	＿＿:＿＿				＿＿:＿＿		
	＿＿:＿＿				＿＿:＿＿		
	＿＿:＿＿				＿＿:＿＿		
	＿＿:＿＿				＿＿:＿＿		
	＿＿:＿＿				＿＿:＿＿		
	＿＿:＿＿				＿＿:＿＿		
	＿＿:＿＿				＿＿:＿＿		
	＿＿:＿＿				＿＿:＿＿		
	＿＿:＿＿				＿＿:＿＿		
研究医生签名:				时间: 年 月 日			

2.《集体宣教记录表》(文件编号：**YQ-SOP-014-04-FJ02**)。

集体宣教记录表

方案名称			
方案版本号 及日期		项目编号	
申办者		CRO	
宣教人数		宣教地点	药物Ⅰ期临床试验研究室活动室
宣教 开始时间	年 月 日 时 分	宣教 结束时间	年 月 日 时 分
宣教 内容	□ 1. 项目概况 □ 2. 试验目的 □ 3. 试验过程 □ 4. 入选标准及排除标准 □ 5. 可能被中止试验的情况 □ 6. 受试者权益和义务 □ 7. 试验风险与获益 □ 8. 退出/自愿参与原则 □ 9. 受试者补偿 □ 10. 保密要求 □ 11. 其他 □ 12. 项目注意事项 　　饮食标准 　　样本采集		
宣教者签名：		日期：　　　年　月　日	

受试者签名			
序号	签名	序号	签名
1		25	
2		26	
3		27	
4		28	
5		29	
6		30	
7		31	
8		32	
9		33	
10		34	
11		35	
12		36	
13		37	
14		38	
15		39	
16		40	
17		41	
18		42	
19		43	
20		44	
21		45	
22		46	
23		47	
24		48	

3.15　受试者筛选标准操作规程

Ⅰ. 目的

规范研究人员对受试者筛选的操作。

Ⅱ. 适用范围

适用于药物Ⅰ期临床试验研究室的所有临床试验。

Ⅲ. 规程

1. 受试者到达研究室后在《签到/签离表》(附件 1)上签署姓名及时间。
2. 受试者领取知情同意书后,研究医生向受试者进行集体知情和(或)个体知情,充分告知有关临床试验的详细情况后,受试者签署知情同意书及《领取知情同意书记录表》,研究医生按知情同意书签署时间顺序给予相应的筛选号,并填写《受试者筛选入选表》(附件 2)上。
3. 根据方案要求,研究人员通过询问收集受试者的人口学资料、病史、过敏史等相关信息,并按照相关标准操作规程,测量并记录受试者的身高体重、生命体征等。
4. 根据方案要求,按照相关标准操作规程,进行尿液毒品检测、酒精含量测定、实验室标本采集及各项相应的检验、检查。
5. 研究医生按照《检验、检查报告收集及结果判定标准操作规程》对检验、检查结果进行判定。
6. 研究医生根据试验方案入选、排除标准进行筛查判断。初步确定入住的受试者名单并记录在《筛选结果通知表》(附件 3)上,通知受试者筛选结果。
7. 对筛选合格确定入住的受试者,告知受试者入住前须知,详见《入住前须知》(附件 4)。

Ⅳ. 参考依据

1. 《药物临床试验质量管理规范》,国家药品监督管理局、国家卫生健康委员会,自 2020 年 7 月 1 日起施行。
2. 《世界医学大会赫尔辛基宣言》,第 18 届世界医学会联合大会,1964 年 6 月。

Ⅴ. 附件

1. 《签到/签离表》(文件编号:YQ-SOP-015-04-FJ01)。

签到/签离表(_____期)

方案名称					
方案版本号及日期			项目编号		
申办者			CRO		
序号	签到日期：　年　月　日		签离日期：　年　月　日		备注
	受试者签名	签到时间	受试者签名	签离时间	
		__:__:__		__:__:__	
		__:__:__		__:__:__	
		__:__:__		__:__:__	
		__:__:__		__:__:__	
		__:__:__		__:__:__	
		__:__:__		__:__:__	
		__:__:__		__:__:__	
		__:__:__		__:__:__	
		__:__:__		__:__:__	
		__:__:__		__:__:__	
		__:__:__		__:__:__	
		__:__:__		__:__:__	
		__:__:__		__:__:__	
		__:__:__		__:__:__	
		__:__:__		__:__:__	
研究人员：			研究人员：		

2.《受试者筛选入选表》(文件编号：YQ-SOP-015-04-FJ02)。

受试者筛选入选表

方案名称		
方案版本号及日期		
申办者	项目编号	
	CRO	

筛选号	姓名缩写	性别	出生日期	知情同意日期	筛选开始日期	是否入选	筛选失败原因	入组日期	随机号
				年　月　日	年　月　日	□是 □否		年　月　日	
				年　月　日	年　月　日	□是 □否		年　月　日	
				年　月　日	年　月　日	□是 □否		年　月　日	
				年　月　日	年　月　日	□是 □否		年　月　日	
				年　月　日	年　月　日	□是 □否		年　月　日	
				年　月　日	年　月　日	□是 □否		年　月　日	
				年　月　日	年　月　日	□是 □否		年　月　日	
				年　月　日	年　月　日	□是 □否		年　月　日	
				年　月　日	年　月　日	□是 □否		年　月　日	

研究者签名：　　　　日期：　　　　年　月　日

3.《筛选结果通知表》(文件编号：YQ-SOP-015-04-FJ03)。

筛选结果通知表

方案名称					
方案版本号及日期			项目编号		
申办者			CRO		
通知日期	年　　月　　日		通知者		
筛选号	姓名	筛选结果	通知方式	是否入住	备注
		□ 合格　□ 不合格	□ 电话　□ 其他	□ 是　□ 否　□ NA	
		□ 合格　□ 不合格	□ 电话　□ 其他	□ 是　□ 否　□ NA	
		□ 合格　□ 不合格	□ 电话　□ 其他	□ 是　□ 否　□ NA	
		□ 合格　□ 不合格	□ 电话　□ 其他	□ 是　□ 否　□ NA	
		□ 合格　□ 不合格	□ 电话　□ 其他	□ 是　□ 否　□ NA	
		□ 合格　□ 不合格	□ 电话　□ 其他	□ 是　□ 否　□ NA	
		□ 合 格　□ 不合格	□ 电话　□ 其他	□ 是　□ 否　□ NA	
		□ 合格　□ 不合格	□ 电话　□ 其他	□ 是　□ 否　□ NA	
		□ 合格　□ 不合格	□ 电话　□ 其他	□ 是　□ 否　□ NA	
		□ 合格　□ 不合格	□ 电话　□ 其他	□ 是　□ 否　□ NA	
		□ 合格　□ 不合格	□ 电话　□ 其他	□ 是　□ 否　□ NA	
		□ 合格　□ 不合格	□ 电话　□ 其他	□ 是　□ 否　□ NA	
		□ 合格　□ 不合格	□ 电话　□ 其他	□ 是　□ 否　□ NA	
		□ 合格　□ 不合格	□ 电话　□ 其他	□ 是　□ 否　□ NA	
		□ 合格　□ 不合格	□ 电话　□ 其他	□ 是　□ 否　□ NA	
		□ 合格　□ 不合格	□ 电话　□ 其他	□ 是　□ 否　□ NA	
		□ 合格　□ 不合格	□ 电话　□ 其他	□ 是　□ 否　□ NA	

4.《入住前须知》(文件编号:YQ-SOP-015-04-FJ04)。

入住前须知

受试者:

　　您好!

　　非常感谢您的参与,今天筛选结束后,请您注意以下事项:

　　1. 在＿＿天内请您保持电话畅通,便于我们通知您是否入选。

　　2. 在等待通知期间,请您务必做到:禁食葡萄柚或葡萄柚汁;禁服任何含酒精、咖啡因及茶碱等成分的食品和饮料;禁止吸烟;保持生活规律。

　　3. 入选的受试者,请您根据通知的要求,在规定时间内入住药物Ⅰ期临床试验研究室。地址:中国科学技术大学附属第一医院(安徽省立医院)医学保健中心 8 楼。

　　4. 入住时请您随身携带**身份证原件及银行卡(开户人必须为本人)**。

　　5. 符合入选条件的受试者需＿＿次入住,每次间隔为＿＿天,每次入住时间为＿＿天＿＿晚。

　　6. 我们会为您免费提供住宿、餐饮,同时会为您准备统一的服装,请您携带个人所需的生活必需品(如手机充电器、毛巾、牙刷,如携带化妆品不可超过 100 mL),禁止携带任何食品和饮料。

　　谢谢您的配合!

药物Ⅰ期临床试验研究室
年　　月　　日

3.16　检验、检查报告收集及结果判定标准操作规程

Ⅰ. 目的

规范检验、检查报告收集及结果判定的操作。

Ⅱ. 适用范围

适用于药物Ⅰ期临床试验研究室的所有临床试验。

Ⅲ. 规程

1. 研究人员根据标本送检人数及项目及时在 LIS 系统中查询检验、检查项目结果并打印。
2. 仔细核对受试者检验、检查报告单的数量及每位受试者的姓名、性别、年龄是否正确。
3. 若发现姓名、性别、年龄等相关信息有误，立即与检验、检查科室工作人员联系，及时核实更正、重新打印。
4. 若发现有漏查项目，须立即与相应检验、检查科室工作人员进行沟通，尽快补做；如有不能补做的项目应通知受试者告知原因并取得受试者同意后重新检查。
5. 检验、检查报告单核对无误后，研究医生根据正常值范围及入选、排除标准，逐一查看受试者的检验、检查报告单，并进行判断。
6. 判断完毕，研究医生在每一张检验、检查报告单上填写判断结果、签署姓名及日期。

Ⅳ. 参考依据

《药物临床试验质量管理规范》，国家药品监督管理局、国家卫生健康委员会，自 2020 年 7 月 1 日起施行。

Ⅴ. 附件

无。

3.17　受试者入住标准操作规程

Ⅰ. 目的

规范受试者入住的操作。

Ⅱ. 适用范围

适用于药物Ⅰ期临床试验研究室的所有临床试验。

Ⅲ. 规程

1. 研究人员提前对筛选合格的受试者进行床位分配,并在《床位分配表》(附件1)上记录。

2. 受试者按约定时间进入Ⅰ期病房,在《签到/签离表》上签署姓名、时间,必要时领取《入住流程表》(附件2)。

3. 研究人员按照《床位分配表》引导受试者到对应房间,全程陪同进行更衣并对随身物品进行检查。

4. 研究人员按照方案规定,根据相关标准操作规程对受试者进行入住前检查。

5. 研究医生对所有入住受试者检查结果进行判断,合格者方可入组参加临床试验。

6. 研究人员对所有入组受试者进行随机分配,并填写《受试者筛选入选表》及《受试者鉴认代码表》(附件3)。

7. 必要时制作、打印胸牌,如下图:

药物Ⅰ期临床试验研究室

随机号:

姓名缩写:　　性别:

项目名称:

8. 研究人员按照《受试者宣教标准操作规程》完成入住宣教并签名,受试者签名。

9. 研究人员收回《入住流程表》并签署姓名、日期、时间。

Ⅳ. 参考依据

1. 《药物临床试验质量管理规范》,国家药品监督管理局、国家卫生健康委员会,自2020年7月1日起施行。

2. 《世界医学大会赫尔辛基宣言》,第18届世界医学会联合大会,1964年6月。

Ⅴ. 附件

1.《床位分配表》(文件编号:YQ-SOP-017-04-FJ01)。

床位分配表(_____期)

方案名称					
方案版本号及日期			项目编号		
申办者			CRO		
□ 筛选号 □ 随机号	姓名	性别	入住房间号	入住床号	备注

研究人员:　　　　　　　　　　　　　　　　　　日期:　　年　　月　　日

2.《入住流程表》(文件编号:YQ-SOP-017-04-FJ02)

入住流程表(＿＿＿＿＿＿期)

方案名称			
方案版本号及日期		项目编号	
申办者		CRO	
受试者姓名		筛选号	

	项目信息	是否完成	操作者/核对者签名	备注
入住流程	身份核验＋签到	□是　□否		
	入住问询	□是　□否		
	更衣	□是　□否		
	随身物品检查	□是　□否		
	生命体征	□是　□否		
	尿液药物检测	□是　□否		
	酒精呼气检测	□是　□否		
	入住	□是　□否		
	佩戴卡牌	□是　□否		
收表	研究人员:		日期:　　年　月　日　时　分	

＊注:本流程及内容根据不同项目可适当调整。

3. 《受试者鉴认代码表》(文件编号：YQ-SOP-017-04-FJ03)

受试者鉴认代码表

方案名称						
方案版本号及日期					项目编号	
申办者					CRO	

筛选号	随机号	姓名	姓名缩写	性别	身份证号码	现住址	联系电话

研究者签名：　　　　　　　日期：　　　年　　月　　日

3.18　受试者症状观察标准操作规程

Ⅰ．目的

规范研究人员对受试者症状观察的操作。

Ⅱ．适用范围

适用于药物Ⅰ期临床试验研究室的所有临床试验。

Ⅲ．规程

1. 受试者试验期间。
    1.1　根据试验方案要求确定观察时间点，如受试者有不适症状，随时观察记录。
    1.2　研究人员核对受试者姓名及随机号，按时巡视、询问受试者有无不适症状，并将询问情况记录于研究病历或《症状观察记录表》（附件 1）上，若受试者有不适症状，需按照《不良事件处理标准操作规程》进行处理。
2. 受试者离院观察期间。
    根据方案要求，研究人员对离院后的受试者进行随访，并将随访记录填写在研究病历或《随访记录表》（附件 2）上。

Ⅳ．参考依据

《药物临床试验质量管理规范》，国家药品监督管理局、国家卫生健康委员会，自 2020 年 7 月 1 日起施行。

Ⅴ．附件

1.《症状观察记录表》（文件编号：YQ-SOP-018-04-FJ01）。

症状观察记录表(_____期)

方案名称			
方案版本号及日期		项目编号	
申办者		CRO	

□ 筛选号 □ 随机号	症状观察记录内容	日期/时间	记录者

2.《随访记录表》(文件编号：YQ-SOP-018-04-FJ02)。

随访记录表

方案名称					
方案版本号及日期		项目编号			
申办者		CRO			
□筛选号 □随机号	姓名缩写	随访方式	随访内容	研究人员	受试者回答
		□电话,号码： □面对面 □其他			
		□电话,号码： □面对面 □其他			
		□电话,号码： □面对面 □其他			
		□电话,号码： □面对面 □其他			
		□电话,号码： □面对面 □其他			

研究医生：　　　　日期：　　年　月　日

3.19　受试者出院标准操作规程

Ⅰ．目的

规范受试者出院的操作。

Ⅱ．适用范围

适用于药物Ⅰ期临床试验研究室的所有临床试验。

Ⅲ．规程

1. 试验每周期或访视期结束,受试者更衣并取出寄存的个人物品。
2. 研究人员告知受试者出院期间注意事项或下次访视时间。
3. 经研究人员同意后,受试者在《签到/签离表》签署姓名及离开时间方可离开研究室。
4. 受试者离院后,保洁员对病房进行清洁、消毒,研究护士对床单位进行终末处理。
5. 随访结束,完成试验后填写《完成受试者编码目录表》(附件)。

Ⅳ．参考依据

《药物临床试验质量管理规范》,国家药品监督管理局、国家卫生健康委员会,自 2020 年 7 月
1 日起施行。

Ⅴ．附件

《完成受试者编码目录表》(文件编号:YQ-SOP-019-03-FJ01)。

完成受试者编码目录表

方案名称		
方案版本号及日期		项目编号
申办者		CRO

□筛选号 □随机号	姓名缩写	性别	入组日期	是否完成	未完成原因	完成日期	备注
				□是 □否			
				□是 □否			
				□是 □否			
				□是 □否			
				□是 □否			
				□是 □否			
				□是 □否			
				□是 □否			
				□是 □否			
				□是 □否			
				□是 □否			

研究者签名：　　　　日期：　　　年　月　日

3.20　会诊、转诊标准操作规程

Ⅰ．目的

规范研究医生处理试验过程中会诊、转诊的操作。

Ⅱ．适用范围

适用于药物Ⅰ期临床试验研究室的所有临床试验。

Ⅲ．规程

1. 会诊。
   1.1　当受试者出现紧急医学事件，需其他科室协助诊治时，研究医生可提请紧急会诊，按照本院"会诊制度"的要求电话通知相关科室医生到场会诊，协助诊治。
   1.2　紧急会诊被邀请会诊医师必须住院总医师以上，必要时可请高级别医师会诊，或与被邀请科室协商后点名会诊。
   1.3　被邀请医师必须在10分钟内到达现场。
   1.4　研究医生陪同会诊医生查看受试者，介绍受试者发病过程及目前情况，根据会诊意见结合受试者病情进行处理。
2. 转诊。
   2.1　研究医生和(或)会诊医生根据受试者情况判断需要转至相关科室进行救治。
   2.2　电话告知转入科室受试者情况，通知其做好救治准备。
   2.3　研究人员做好转科准备，填写《受试者转运交接表》(附件)，护送至相关科室并交接。
   2.4　研究室派专人负责后续跟踪及记录、上报处理。
   2.5　通知受试者家属。

Ⅳ．参考依据

1. 《药物临床试验质量管理规范》，国家药品监督管理局、国家卫生健康委员会，自2020年7月1日起施行。
2. 《中国科学技术大学附属第一医院(安徽省立医院)会诊管理制度》。

Ⅴ．附件

《受试者转运交接表》(文件编号：YQ-SOP-020-03-FJ01)。

受试者转运交接表

方案名称				
方案版本号及日期			项目编号	
申办者			CRO	
电话通知接收科室		联系电话		接电话者
评估内容　科室/时间	转出科室	转出时间	转入科室	转入时间
	转出原因：			
受试者信息	随机号	姓名缩写	性别	年龄
受试者意识	□ 清醒 □ 嗜睡 □ 谵妄 □ 浅昏迷 □ 深昏迷		□ 清醒 □ 嗜睡 □ 谵妄 □ 浅昏迷 □ 深昏迷	
生命体征	T　℃　P　次/分　R　次/分 BP　　/　　mmHg		T　℃　P　次/分　R　次/分 BP　　/　　mmHg	
转运	转运方式	□ 抢救床　□ 移动 ICU		
	抢救设施	□ 氧气枕　□ 监护仪　□ 呼吸囊　□ 呼吸机		
交接	输液方式	□ 留置针　□ 头皮针　□ 通畅　□ 堵塞　□ 外渗　□ 脱落		
	输注药物	□ 无　□ 有　　名称：		
	管道	□ 气管插管　□ 氧气管　□ 其他		
	资料	□ 门诊病历　□ 研究病例　□ 检验检查单　□ 影像资料		
备　注				

转出者签名：　　　　　　接收者签名：　　　　　　日期：　年　月　日

3.21　受试者退出标准操作规程

Ⅰ. 目的

规范受试者退出的标准操作。

Ⅱ. 适用范围

适用于药物Ⅰ期临床试验研究室的所有临床试验。

Ⅲ. 规程

1. 试验方案应明确退出标准。研究人员在试验开始之前,应充分掌握试验方案,熟悉退出标准,并结合临床实际把握具体实施标准。
2. 下列情况受试者应退出试验:
   2.1　受试者在试验过程中,以任何理由主动退出研究的。
   2.2　严重违反入选、排除标准的。
   2.3　依从性差的受试者。
   2.4　出现严重的不良反应,研究人员认为继续试验可能对受试者不利的。
   2.5　妊娠。
   2.6　研究人员认为受试者应该退出试验的其他相关情况,如:血管条件差等。
3. 当受试者主动要求退出临床试验时,研究人员应尽量了解其退出的原因。
4. 研究人员认为退出试验符合受试者的最大利益,受试者也应该退出试验。
5. 对于中途退出试验的受试者,研究人员应尽可能让受试者完成最后一次访视,进行实验室检查和不良事件记录,并追踪不良事件。对于后续治疗的受试者研究人员需提供相关治疗的方案或者提出建议。
6. 研究人员将退出临床试验受试者信息及时记录在《受试者退出试验登记表》(附件)和《受试者筛选入选表》中。

Ⅳ. 参考依据

1. 《药物临床试验质量管理规范》,国家药品监督管理局、国家卫生健康委员会,自 2020 年 7 月 1 日起施行。
2. 《世界医学大会赫尔辛基宣言》,第 18 届世界医学会联合大会,1964 年 6 月。

Ⅴ. 附件

《受试者退出试验登记表》(文件编号:YQ-SOP-021-03-FJ01)。

受试者退出试验登记表

方案名称			
方案版本号及日期		项目编号	
申办者		CRO	
筛选号	随机号	退出日期	退出原因

研究人员签名：　　　　　　　　日期：　　年　　月　　日

3.22　受试者饮食标准操作规程

Ⅰ．目的

规范研究人员对受试者饮食的操作。

Ⅱ．适用范围

适用于药物Ⅰ期临床试验研究室的所有临床试验。

Ⅲ．规程

1. 提前准备好标准餐、《用餐记录表》(附件 1)或高脂餐、《高脂餐用餐记录表》(附件 2)。
2. 操作者核对受试者筛选号或随机号,受试者根据试验方案要求的用餐时间开始用餐,操作者在《用餐记录表》上记录开始时间;若是高脂餐由记录/核对者在《高脂餐用餐记录表》上记录开始时间。
3. 用餐结束后,操作者在《用餐记录表》上记录结束时间,备注栏里记录剩余量或添加量,两周期的剩余量及添加量保持一致。若是高脂餐由记录/核对者在《高脂餐用餐记录表》上记录结束时间。
4. 高脂餐用餐时间根据试验方案要求执行,如有特殊情况出现剩余,操作者应称重计算进食热量是否达标,记录/核对者在《高脂餐用餐记录表》上记录剩余量。

Ⅳ．参考依据

无。

Ⅴ．附件

1. 《用餐记录表》(文件编号:YQ-SOP-022-02-FJ01)。

用餐记录表(_____期)

方案名称					
方案版本号及日期			项目编号		
申办者			CRO		
☐ 筛选号 ☐ 随机号	用餐类型	开始时间	结束时间	操作者	备注
	☐ 早餐 ☐ 中餐 ☐ 晚餐 ☐ 夜宵				
	☐ 早餐 ☐ 中餐 ☐ 晚餐 ☐ 夜宵				
	☐ 早餐 ☐ 中餐 ☐ 晚餐 ☐ 夜宵				
	☐ 早餐 ☐ 中餐 ☐ 晚餐 ☐ 夜宵				
	☐ 早餐 ☐ 中餐 ☐ 晚餐 ☐ 夜宵				
	☐ 早餐 ☐ 中餐 ☐ 晚餐 ☐ 夜宵				
	☐ 早餐 ☐ 中餐 ☐ 晚餐 ☐ 夜宵				
	☐ 早餐 ☐ 中餐 ☐ 晚餐 ☐ 夜宵				
	☐ 早餐 ☐ 中餐 ☐ 晚餐 ☐ 夜宵				
	☐ 早餐 ☐ 中餐 ☐ 晚餐 ☐ 夜宵				
	☐ 早餐 ☐ 中餐 ☐ 晚餐 ☐ 夜宵				
	☐ 早餐 ☐ 中餐 ☐ 晚餐 ☐ 夜宵				

日期：　　年　　月　　日

2.《高脂餐用餐记录表》(文件编号:YQ-SOP-022-02-FJ02)

高脂餐用餐记录表(　　　期)

方案名称			
方案版本号及日期	项目编号		
申办者	CRO		
□ 筛选号 □ 随机号	用餐开始时间(HH:MM:SS)	用餐结束时间(HH:MM:SS)	剩余量(g)
	___:___:___	___:___:___	
	___:___:___	___:___:___	
	___:___:___	___:___:___	
	___:___:___	___:___:___	
	___:___:___	___:___:___	
	___:___:___	___:___:___	
	___:___:___	___:___:___	
	___:___:___	___:___:___	
	___:___:___	___:___:___	

操作者:　　　　　　　　核对/记录者:　　　　　　　　日期:　　　年　　月　　日

3.23　实验室血标本采集标准操作规程

Ⅰ. 目的

规范实验室血标本采集的操作。

Ⅱ. 适用范围

适用于药物Ⅰ期临床试验研究室的所有临床试验。

Ⅲ. 规程

1. 操作前准备。

    1.1 操作者准备：着装整齐、洗手、戴口罩和帽子。

    1.2 环境准备：环境整洁、安静、光线适宜。

    1.3 用物准备：治疗盘、弯盘、垫枕、止血带、一次性采血针、0.5%安多福、棉签、锐器盒、试管架、采血管、手套、《实验室血标本采集记录表》(附件)等。

2. 采血前一天根据试验方案的检查要求通知受试者做相应的准备,并准备合适的采血管。

3. 研究人员根据试验方案核对试验项目、受试者姓名、筛选号或随机号、标签等。

4. 采血前研究人员再次核对试验名称及受试者姓名、筛选号或随机号、确认是否空腹等。

    4.1 坐位采血：受试者侧身坐,上身与地面垂直,将手臂置于稳固的操作台面上,肘关节置于垫巾上,使上臂与前臂呈直线,手掌略低于肘部,充分暴露采血部位。

    4.2 卧位采血：受试者仰卧,使上臂与前臂呈直线,手掌略低于肘部,充分暴露采血部位。

    4.3 首选手臂肘前区静脉,优先顺序依次为正中静脉、头静脉及贵要静脉。当无法在肘前区的静脉进行采血时,也可选择手背的浅表静脉。

    4.4 止血带绑扎在采血部位上方 5～7.5 cm 的位置,宜在开始采集第一管血时松开止血带,使用时间不宜超过 1 min。

    4.5 以穿刺点为圆心,以圆形方式自内向外进行消毒,消毒范围直径 5 cm,消毒 2 次,待至少 30 s 自然干燥后穿刺。

    4.6 采血量视检验项目而定,如为抗凝管,则需轻柔颠倒混匀,以防止血液凝固。

5. 采血完毕后用无菌棉签按压穿刺部位的同时迅速拔出针头,嘱受试者按压穿刺点 3～5 分钟(止血功能异常的患者宜适当延长时间),直至出血停止。

6. 采集者在《实验室血标本采集记录表》上记录、签名。

Ⅳ. 参考依据

1. 《基础护理学》第 6 版,李小寒、尚少梅,人民卫生出版社,2017。

2. 中华人民共和国卫生行业标准 WS/T 661 — 2020《静脉血液标本采集指南》,国家卫生健康委员会,自 2020 年 10 月 1 日起实施。

Ⅴ. 附件

《实验室血标本采集记录表》(文件编号:YQ-SOP-023-04-FJ01)。

实验室标本血采集记录表（　　期）

方案名称				
方案版本号及日期		项目编号		
申办者		CRO		
姓名	□ 筛选号 □ 随机号	采 集 项 目	采集结束时间 （时/分）	备注
		□ 血常规 □ 血生化 □ 小血脂 □ 凝血象 □ 免疫组合 □ 血妊娠 □ 甲状腺功能 □ 其他：		
		□ 血常规 □ 血生化 □ 小血脂 □ 凝血象 □ 免疫组合 □ 血妊娠 □ 甲状腺功能 □ 其他：		
		□ 血常规 □ 血生化 □ 小血脂 □ 凝血象 □ 免疫组合 □ 血妊娠 □ 甲状腺功能 □ 其他：		
		□ 血常规 □ 血生化 □ 小血脂 □ 凝血象 □ 免疫组合 □ 血妊娠 □ 甲状腺功能 □ 其他：		
		□ 血常规 □ 血生化 □ 小血脂 □ 凝血象 □ 免疫组合 □ 血妊娠 □ 甲状腺功能 □ 其他：		

采 集 者

日期：　　　年　　月　　日

3.24　实验室尿标本收集标准操作规程

Ⅰ.目的

规范实验室尿标本收集的操作。

Ⅱ.适用范围

适用于药物Ⅰ期临床试验研究室的所有临床试验。

Ⅲ.规程

1. 研究人员根据试验方案核对试验项目、受试者姓名、筛选号或随机号、样本标签等。
2. 研究人员发放一次性尿杯(如尿常规需备采尿管),受试者在研究人员陪同下留取尿液。
3. 受试者留取尿液至一次性尿杯(如留尿常规将前段尿弃去,用一次性尿杯接取中段尿液,再将一次性尿杯中的尿液倒入采尿管,尿液体积至少达到采尿管的 2/3,收集过程避免污染)。
4. 留样后的采尿管放置于指定试管架上,一次性尿杯放置于研究人员指定的位置。
5. 尿常规检查留取晨尿,女性受试者避免月经期留取尿液。
6. 研究人员在《尿、粪便标本收集记录表》(附件)上记录。

Ⅳ.参考依据

《基础护理学》第 6 版,李小寒、尚少梅,人民卫生出版社,2017。

Ⅴ.附件

《尿、粪便标本收集记录表》(文件编号:YQ-SOP-024-02-FJ01)。

尿、粪便标本收集记录表（_____ 期）

方案名称					
方案版本号及日期			项目编号		
申办者			CRO		
姓名	□ 筛选号 □ 随机号	收集项目	收集结束时间 （时/分）	采集者	备注
		□ 尿常规 □ 粪便常规 □ 尿妊娠			
		□ 尿常规 □ 粪便常规 □ 尿妊娠			
		□ 尿常规 □ 粪便常规 □ 尿妊娠			
		□ 尿常规 □ 粪便常规 □ 尿妊娠			
		□ 尿常规 □ 粪便常规 □ 尿妊娠			

日期：　　　年　　　月　　　日

3.25　实验室粪便标本采集标准操作规程

Ⅰ. 目的

规范实验室粪便标本采集的操作。

Ⅱ. 适用范围

适用于药物Ⅰ期临床试验研究室的所有临床试验。

Ⅲ. 规程

1. 研究人员根据试验方案核对试验项目、受试者姓名、筛选号或随机号、样本标签等。
2. 研究人员发放一次性大便收集盒(内附检便匙),受试者按试验方案规定留取粪便。
3. 受试者留取粪标本一般应为新鲜、自然排出的粪便 3～5 g。
4. 留样后的粪标本盒放置于研究人员指定的位置。
5. 研究人员在《尿、粪便标本收集记录表》上记录。

Ⅳ. 参考依据

《基础护理学》第 6 版,李小寒、尚少梅,人民卫生出版社,2017。

Ⅴ. 附件

无。

3.26　实验室标本转运、交接标准操作规程

Ⅰ. 目的

规范实验室标本转运、交接的操作。

Ⅱ. 适用范围

适用于药物Ⅰ期临床试验研究室的所有临床试验。

Ⅲ. 规程

1. 检验标本留取结束后研究人员核对标本类型及数量,将标本放至转运箱。
2. 转运者在《实验室标本转运、交接表》(附件)上登记标本类型、数量,再次确认无误后填写转运时间,并签名。
3. 标本在采样后 2 小时内送达检验科。
4. 检验科工作人员确认标本无误后在《实验室标本转运、交接表》上填写接收标本数量、接收时间、检测机器编号并签名。

Ⅳ. 参考依据

《基础护理学》第 6 版,李小寒、尚少梅,人民卫生出版社,2017。

Ⅴ. 附件

《实验室标本转运、交接表》(文件编号:YQ-SOP-026-02-FJ01)。

实验室标本转运、交接表（　　　期）

方案名称							
方案版本号及日期							
申办者		项目编号					
		CRO					
标本类型	标本数量	转运时间	转运者	接受标本数量	接收者	接收时间	检测机器编号
血常规							
尿常规							
生化							
凝血四项							
免疫组合1							
血妊娠							
大便常规							

日期：　　年　　月　　日

＊注：标本类型根据不同项目可适当调整。

3.27　血样标本采集标准操作规程

Ⅰ. 目的

规范血样标本采集的操作。

Ⅱ. 适用范围

适用于药物Ⅰ期临床试验研究室的所有临床试验。

Ⅲ. 规程

1. 操作前准备。
   1.1　操作者准备:着装整齐、洗手、戴口罩和帽子,熟悉试验方案,掌握试验用药品的用法、用量及不良反应。
   1.2　环境准备:环境整洁、安静,光线适宜。
   1.3　用物准备:治疗盘、弯盘、留置针、透明敷料、垫枕、止血带、0.9%生理盐水、5 mL注射器、采血针、0.5%安多福、棉签、锐器盒、转运箱、样本采集管、试管架、手套、《血样标本采集记录表》(附件1)、《血样标本采集异常情况记录表》(附件2)等。
2. 留置针血样采集。
   2.1　操作者提前核对受试者筛选号或随机号及采血点,消毒肝素帽后弃血约1 mL。
   2.2　操作者按方案规定的时间窗及采血量进行采集。
   2.3　操作者采集结束后用0.9%生理盐水3～5 mL脉冲式封管。
   2.4　核对/记录者同时在《血样标本采集记录表》上记录采集开始及结束时间,采集结束后将采集管轻柔上下颠倒、摇匀8～10次放入转运箱(如方案有要求,按方案执行)。
   2.5　采集中若出现采血不畅,受试者立即到备台采血并记录,备台核对/记录者如实填写《血样标本采集异常情况记录表》。
3. 一次性采血针采血。
   3.1　操作者提前核对受试者筛选号或随机号及采血点,选择血管,采用一次性采血针刺入血管,见回血后,在时间窗内将采血针另一端刺入采集管进行采集。
   3.2　采血结束后用无菌棉签压住穿刺部位的同时迅速拔出采血针,按压3～5分钟;止血功能异常的患者宜适当延长时间,直至出血停止。
   3.3　核对/记录者同时在《血样标本采集记录表》上记录采集开始及结束时间,采集结束后将采集管轻柔上下颠倒、摇匀8～10次放入转运箱(如方案有要求,按方案执行)。
   3.4　采集中若出现采血不畅,受试者立即到备台采血并记录,备台核对/记录者如实填写《血样标本采集异常情况记录表》。

Ⅳ．参考依据

中华人民共和国卫生行业标准 WS/T661 — 2020《静脉血液标本采集指南》，国家卫生健康委员会，自 2020 年 10 月 1 日起实施。

Ⅴ．附件

1.《血样标本采集记录表》（文件编号：YQ-SOP-027-04-FJ01）。

血样标本采集记录表(_____期)

方案名称							
方案版本号及日期			项目编号				
申办者			CRO				
□ 筛选号 □ 随机号	采血点	理论采血时间	开始时间	结束时间	操作者	核对/记录者	备注

日期:　　年　　月　　日

2. 《血样标本采集异常情况记录表》(文件编号：YQ-SOP-027-04-FJ02)。

血样标本采集异常情况记录表(_____期)

方案名称						
方案版本号及日期				项目编号		
申办者				CRO		
□ 筛选号 □ 随机号	采血点	原计划采血 开始时间	实际采血 开始时间	实际采血 结束时间	操作者	核对/记录者	备注

日期：_____年_____月_____日

3.28 生物样本交接标准操作规程

Ⅰ. 目的

规范生物样本交接的操作。

Ⅱ. 适用范围

适用于药物Ⅰ期临床试验研究室的所有临床试验。

Ⅲ. 规程

1. 生物样本采集后应立即转运至样本处理室。
2. 交接前,由移交者在《生物样本交接记录表》(附件)上填写日期/时间、样本编号、样本类型、样本数量并签名。
3. 按方案规定的转运要求转运至样本处理室,接收者确认样本编号与数量正确无误后在《生物样本交接记录表》上填写接收时间并签名。

Ⅳ. 参考依据

无。

Ⅴ. 附件

《生物样本交接记录表》(文件编号:YQ-SOP-028-01-FJ01)。

生物样本交接记录表(_____期)

方案名称						
方案版本号及日期		项目编号				
申办者		CRO				
移交条件		样本类型	□ 全血　　□ 尿液　　□ 其他_____			
样本编号	样本数量	移交时间	移交者	接收时间	接收者	备注

日期:　　年　　月　　日

3.29　样本离心、分装标准操作规程

Ⅰ. 目的

规范样本离心、分装的操作。

Ⅱ. 适用范围

适用于药物Ⅰ期临床试验研究室的所有临床试验。

Ⅲ. 规程

1. 样本离心：样本离心时注意防止剧烈震摇。按照研究方案中规定的方法进行操作。
　　1.1　样本离心前，提前开启离心机，按方案要求设置好离心参数，待离心机温度达到设定要求后方可离心。
　　1.2　打开离心机盖，核对样本管标签，将样本管按顺序放入离心机中，注意对称放置，放置完毕后盖上离心机盖。
　　1.3　按离心机上"开启"按钮，核对/记录者在《样本离心分装记录表》(附件1)上记录离心开始时间。
　　1.4　离心结束时，核对/记录者在《样本离心分装记录表》上记录离心结束时间。
2. 样本分装。
　　2.1　打开离心机，将样本管取出依次摆放。
　　2.2　分别核对样本管及样本冻存管标签(检测管和备份管)，核对正确后，在方案规定的条件下开始操作，核对/记录者在《样本离心分装记录表》上记录分装开始时间。
　　2.3　样本管分装完成后，核对/记录者在《样本离心分装记录表》上记录分装结束时间。
3. 样本入盒：核对样本盒信息，将分装后的对应样本(检测管和备份管分开放置)依次核对并放入对应冻存盒中。
4. 若样本离心、分装时出现特殊情况，如离心不完全、发现溶血等，应将发现的特殊情况及处理措施记录在《样本异常情况记录表》(附件2)上。
5. 由操作者进行操作，由核对/记录者进行核对并记录。

Ⅳ. 参考依据

1.《长沙百诺克低速冷冻离心机说明书》。
2.《药物临床试验质量管理规范》，国家药品监督管理局、国家卫生健康委员会，自2020年7月1日起施行。

Ⅴ. 附件

1.《样本离心分装记录表》(文件编号：YQ-SOP-029-04-FJ01)。

样本离心分装记录表(_____期)

方案名称								
方案版本号及日期			项目编号					
申办者			CRO			样本类型		
离心机编号	样本编号	样本数量	样本状态	离心起止时间	样本状态	分装起止时间	冻存管编号	操作者	核对/记录者	备注

(离心条件)

离心机编号	样本编号	样本数量	样本状态	离心起止时间	样本状态	分装起止时间	冻存管编号	操作者	核对/记录者	备注
			□正常 □异常		□正常 □异常		检测管: 备份管:			
			□正常 □异常		□正常 □异常		检测管: 备份管:			
			□正常 □异常		□正常 □异常		检测管: 备份管:			
			□正常 □异常		□正常 □异常		检测管: 备份管:			
			□正常 □异常		□正常 □异常		检测管: 备份管:			
			□正常 □异常		□正常 □异常		检测管: 备份管:			
			□正常 □异常		□正常 □异常		检测管: 备份管:			

日期:　　年　　月　　日

2.《样本异常情况记录表》(文件编号：YQ-SOP-029-04-FJ02)。

样本异常情况记录表

方案名称					
方案编号及版本号			项目编号		
申办者			CRO		
日期	样本编号	理论体积	异常情况	记录人	备注

3.30　样本存取标准操作规程

Ⅰ．目的

规范样本存取的操作。

Ⅱ．适用范围

适用于药物Ⅰ期临床试验研究室的所有临床试验。

Ⅲ．规程

1. 检测样本和备份样本一般直接存入－80 ℃冰箱（也可临时存放于－40 ℃冰箱），特殊样本应根据分析测试中心的具体要求进行操作，最后按批转存至－80 ℃冰箱或根据方案要求存放。
2. 样本存入：打开冰箱门，依次核对需要存入的样本及冻存盒标签；核对完成后，将所有样本或冻存盒放入冰箱，完成存入操作，核对/记录者在《样本存取记录表》（附件）上记录入库时间及样本信息。
3. 样本取出：打开冰箱门，从冰箱取出冻存盒，依次核对所有取出的冻存盒及样本标签；核对完成后，关闭冰箱门，完成取出操作，核对/记录者在《样本存取记录表》上记录出库时间及样本信息。
4. 由操作者进行操作，由核对/记录者进行核对并记录。

Ⅳ．参考依据

《药物临床试验质量管理规范》，国家药品监督管理局、国家卫生健康委员会，自 2020 年 7 月 1 日起施行。

Ⅴ．附件

《样本存取记录表》（文件编号：YQ-SOP-030-04-FJ01）。

样本存取记录表

方案名称			
方案版本号及日期		项目编号	
申办者		CRO	
样本类型	□ 血浆/血清　□ 全血　□ 尿液　□ 唾液　□ 其他	样本用途	□ 检测　□ 备份
冰箱编号		冰箱类型	□ 4 ℃　□ −40 ℃　□ −80 ℃

样本存取情况

样本盒编号	样本编号	日期/时间	状态(×) 存	状态(×) 取	操作者	核对/记录者	备注

3.31 样本转运标准操作规程

Ⅰ. 目的

规范样本转运的操作。

Ⅱ. 适用范围

适用于药物Ⅰ期临床试验研究室的所有临床试验。

Ⅲ. 规程

1. 样本转运前,由 CRA 或 CRC 与样本管理员及冷链公司联系,确认转运具体时间,并准备好相应表格。
2. 根据样本清单从冰箱取出相应的样本,核对编号及数量无误后,交由冷链公司工作人员按要求保存。
3. 样本转运时应按照要求,选择适宜转运条件,并保证样本在转运全过程符合转运要求,转运全过程必须有温度记录。
4. 样本转运及交接应填写《样本转运与交接记录表》(附件),将《样本转运与交接记录表》与样本一同寄至分析测试单位,分析测试单位确认签收后,再将《样本转运与交接记录表》扫描件及转运全过程中的温度记录发送至我方保存。
5. 一般情况下,在每完成一个周期或一个剂量组的全部样本采集工作后,统一将样本进行转运。如受样本稳定性原因限制,需及时转运样本的,则按照分析测试中心相应的时间要求进行样本的分批次转运。

Ⅳ. 参考依据

《药物临床试验质量管理规范》,国家药品监督管理局、国家卫生健康委员会,自 2020 年 7 月 1 日起施行。

Ⅴ. 附件

《样本转运与交接记录表》(文件编号:YQ-SOP-031-04-FJ01,附生物样本清单)。

样本转运与交接记录表

方案名称				
方案版本号及日期		项目编号		
申办者		CRO		
受试对象:□ 健康受试者　□ 患者				
采血方式:□ 外周静脉采血□ 其他				
样本种类:□ 血浆 □ 血清 □ 全血□ 其他		储存条件:		抗凝/促凝剂:
样本数量:　　个	□ 检测样本数:　　个		□ 备份样本数:　　个	
标签是否完整:□ 是　　　　□ 否　若不完整请说明情况				
容器材质:□ 玻璃　　□ 聚丙烯		容器颜色:□ 透明　　□ 非透明		
样本编号、体积:见清单				
转运方式:□ 转运箱(碎冰或冰盒)　　□ 干冰　　□ 其他				
冷链公司:	移交者:	转运者:	申办者/CRA:	
交接时间:　年　月　日　时　分		交接地点:样本储存室		
温度计编号:	封箱时间:	封箱温度:	快递单号:	
接收单位:				
开箱时间:	开箱温度:	转运过程温度范围:		
包装是否完整:□ 是　　□ 否				
转运者:	日期:	接收者:	日期:	

续表

生物样本清单

方案名称			
方案版本号及日期		项目编号	
申办者		CRO	
样本编号		数量	备注

3.32　样本销毁标准操作规程

Ⅰ. 目的

规范样本销毁的操作。

Ⅱ. 适用范围

适用于药物Ⅰ期临床试验研究室的所有试验。

Ⅲ. 规程

1. 销毁的样本包括血液样本、尿液样本和粪便样本等。
2. 试验结束后,样本管理员与申办者及 CRO 公司联系确认,填写《样本销毁审批表》(附件 1)及《样本销毁记录表》(附件 2),经研究者和申办者或 CRO 签字后,确认销毁。
3. 将销毁的样本放入医疗垃圾袋中,转运至规定的医疗废物临时贮存点。
4. 由专人负责与合肥市固废处置中心进行交接、转运,交接、转运时严格按照要求填写危险废物转移联单,单据必须保存三年。

Ⅳ. 参考依据

1. 《医疗卫生机构医疗废物管理办法》。
2. 《中国科学技术大学附属第一医院(安徽省立医院)医疗废物管理制度》中国科学技术大学附属第一医院(安徽省立医院)感染办,自 2019 年 7 月 18 日起施行。

Ⅴ. 附件

1. 《样本销毁审批表》(文件编号:YQ-SOP-032-02-FJ01,附生物样本清单)。

样本销毁审批表

方案名称			
方案版本号及日期		项目编号	
申办者		CRO	
受试对象:□ 健康受试者　　□ 患者			
样本种类:□ 血浆 □ 血清 □ 全血 □ 尿液 □ 粪便 □ 其他:			
样本数量:　　个	□ 检测样本数:　　个		□ 备份样本数:　　个
样本编号、体积:见清单			

情况概述

申办者/CRO 签字:　　　　　日期:

审批意见

PI 签字:　　　　　日期:

生物样本清单

方案名称			
方案版本号及日期		项目编号	
申办者		CRO	
样本编号		数量	备注

2.《样本销毁记录表》(文件编号：YQ-SOP-032-02-FJ02,附生物样本清单)。

样本销毁记录表

方案名称				
方案版本号及日期		项目编号		
申办者		CRO		
受试对象:□ 健康受试者　　□ 患者				
样本种类:□ 血浆 □ 血清 □ 全血 □ 尿液 □ 粪便 □ 其他:				
样本数量:　　个	□ 检测样本数:　　个		□ 备份样本数:　　个	
样本编号、体积:见清单				
移交者:		转运者:	申办者/CRO:	
销毁时间:　　年　月　日　时　分		交接地点:		
接收单位:				
接收者:		日期:		

续表

生物样本清单

方案名称				
方案版本号及日期		项目编号		
申办者		CRO		
样本编号		数量		备注

3.33　试验用药品接收标准操作规程

Ⅰ. 目的

规范试验用药品接收的操作。

Ⅱ. 适用范围

适用于药物 I 期临床试验研究室试验用药品的接收。

Ⅲ. 规程

1. 试验用药品接收前,申办方或 CRO 提前和药品管理员联系确认试验用药品的送达时间和送达数量,并告知 GCP 中心药房药品管理员。
2. 药品管理员应对接收的每一种试验用药品储存条件进行确认,并明确具体摆放位置,贴上明显标识,内容包括(不限于):项目名称(简写)、药品名称、申办方、专业/PI 等信息。
3. 试验用药品送达时,药品管理员、CRA 或 CRC 共同清点。
   3.1　查看接收时及运输过程中的温度是否符合方案规定的储存条件,若不符合,将试验用药品暂存在不合格药品区,及时联系申办方或 CRA 更换,如实做好记录。
   3.2　符合储存条件的,药品管理员根据药检报告、运送清单核对品名、外观、规格、批号、有效期、数量、药物编号等信息,并在《试验用药品接收登记表》上记录。
   3.3　快递送达的,药品管理员签字,留存快递单。
   3.4　GCP 中心药房药品管理员同时核对。
4. 清点后立即将试验用药品储存在规定位置,不得与其他药品混放。
5. GCP 中心药房药品管理员填写《试验用药品调拨单》。
6. 任何运输记录或签收记录存档在项目文件夹中。

Ⅳ. 参考依据

1. 《中华人民共和国药品管理法》,第十三届全国人民代表大会常委会第十二次会议,自 2019 年 12 月 1 日起施行。
2. 《中华人民共和国药品管理法实施条例》,国务院,自 2019 年 3 月 2 日起施行。
3. 《药品注册管理办法》,国家市场监督管理总局,自 2020 年 7 月 1 日起施行。
4. 《药物临床试验质量管理规范》,国家药品监督管理局、国家卫生健康委员会,自 2020 年 7 月 1 日起施行。

Ⅴ. 附件

无。

3.34　试验用药品保存标准操作规程

Ⅰ．目的

规范试验用药品保存的操作。

Ⅱ．适用范围

适用于药物Ⅰ期临床试验研究室试验用药品的保存。

Ⅲ．规程

1. 试验用药品验收清点合格后,立即储存在适宜位置,有明显标志,不得与其他药品混放。
2. 除方案特殊要求外,根据《中华人民共和国药典》2020 年版温度标准为:
   - 冷处 2~10 ℃。
   - 阴凉处不超过 20 ℃。
   - 凉暗处避光并不超过 20 ℃。
   - 常温 10~30 ℃。
3. 除方案特殊要求外,根据《药品经营质量管理规范》(2016 版)药品储存环境湿度要求为:35％~75％。
4. 若药品管理员收到超温、超湿报警信息须及时处理,需要报告的及时按方案要求报告。
5. 药品管理员每月备份所有监测点温(湿)度记录并存档。
6. 定期养护,因超温、超湿、过期或破损等原因,确定不能用于临床试验的药品及时联系申办方退回。
7. 以上环节产生的记录存档在项目文件夹中。

Ⅳ．参考依据

1. 《中华人民共和国药品管理法》,第十三届全国人民代表大会常委会第十二次会议,自 2019 年 12 月 1 日起施行。
2. 《中华人民共和国药品管理法实施条例》,国务院,自 2019 年 3 月 2 日起施行。
3. 《药品注册管理办法》,国家市场监督管理总局,自 2020 年 7 月 1 日起施行。
4. 《药物临床试验质量管理规范》,国家药品监督管理局、国家卫生健康委员会,自 2020 年 7 月 1 日起施行。
5. 《中华人民共和国药典》,国家药品监督管理局、国家卫生健康委员会,自 2020 年 12 月 30 日起施行。

Ⅴ．附件

无。

3.35　试验用药品发放及回收标准操作规程

Ⅰ. 目的

规范试验用药品发放及回收的操作。

Ⅱ. 适用范围

适用于药物Ⅰ期临床试验研究室试验用药品发放及回收。

Ⅲ. 规程

1. 药品管理员审核研究医生处方后,将正确试验用药品发放给相应受试者、研究护士或授权 CRC;通过系统进行随机的药物编号,须同时提供药物随机单。
2. 发药时,药品管理员应向受试者交代试验用药品的使用方法,强调遵循给药方案的重要性,要求受试者将剩余的试验用药品及空包装在下次访视时退回。
3. 发药前药品管理员需当着取药人(受试者、研究护士或授权 CRC)的面,清点上一次访视的剩余试验用药品及包装,使用后需作为医疗垃圾处置的试验用药品除外。清点后保存在回收区。
4. 试验用药品发放与回收应详细记录在《试验用药品发放/回收登记表》上,记录至最小计量单位,以上环节领药人、发药人、核对人均须签名。

Ⅳ. 参考依据

1.《中华人民共和国药品管理法》,第十三届全国人民代表大会常委会第十二次会议,自 2019 年 12 月 1 日起施行。
2.《中华人民共和国药品管理法实施条例》,国务院,自 2019 年 3 月 2 日起施行。
3.《药品注册管理办法》,国家市场监督管理总局,自 2020 年 7 月 1 日起施行。
4.《药物临床试验质量管理规范》,国家药品监督管理局、国家卫生健康委员会,自 2020 年 7 月 1 日起施行。

Ⅴ. 附件

无。

3.36　试验用药品退回及销毁标准操作规程

Ⅰ．目的

规范试验用药品退回及销毁的操作。

Ⅱ．适用范围

适用于研究室回收的、未发放的、因故不能继续用于临床试验的试验用药品及包装的退回及销毁。

Ⅲ．规程

1. 退回申办方的试验用药品包括：回收的余药，破损的、污染的、存在质量问题的、近效期或过期的以及试验结束后未发放的剩余试验用药品。
2. 研究室原则上不进行试验用药品销毁，以上试验用药品均由药品管理员退回申办方。
3. 退回前，药品管理员通知监查员进行相关监查。
4. 退回时，药品管理员与 GCP 中心药房药品管理员、CRA/CRC 共同清点数量，填写《试验用药品退回清点表》（附件），并签名。
5. 作为医疗垃圾就地处置的试验用药品及包装，由专业或静配中心提供医疗垃圾处置单复印件，收入项目文件夹保存。
6. 退回给申办方的试验用药品由申办方提供销毁证明，并收入项目文件夹保存。

Ⅳ．参考依据

1. 《中华人民共和国药品管理法》，第十三届全国人民代表大会常委会第十二次会议，自 2019 年 12 月 1 日起施行。
2. 《中华人民共和国药品管理法实施条例》，国务院，自 2019 年 3 月 2 日起施行。
3. 《药品注册管理办法》，国家市场监督管理总局，自 2020 年 7 月 1 日起施行。
4. 《药物临床试验质量管理规范》，国家药品监督管理局、国家卫生健康委员会，自 2020 年 7 月 1 日起施行。

Ⅴ．附件

无。

3.37 生物等效性试验临床试验用药品抽样标准操作规程

Ⅰ. 目的

规范生物等效性试验临床试验用药品抽样的操作。

Ⅱ. 适用范围

适用于药物 I 期临床试验研究室生物等效性试验临床试验用药品的抽样。

Ⅲ. 规程

1. 适用范围:生物等效性(BE)试验中的药品留存。
2. 抽样方法:药品管理员每次收到临床研究药物后,按照留样数量要求,根据留样药物随机抽样方案,抽取试验药品和参比药品用于留样,剩余药品用于临床试验。抽取的试验药品和参比药品应保存在试验提供的原包装中,封存并在外包装上贴上抽样标志,填写抽样记录。
3. 抽样人员:药品管理员进行抽样,并在见证人监督下进行,见证人可以是临床研究人员或监查员。
4. 留样数量:数量应足够进行 5 次按质量标准全检的要求。对于多中心 BE 研究,保存在各个研究机构的留样总量应符合 5 次全检量要求。
5. 留样的保存:由本研究室药房,按药品贮藏条件保留留样的药品。如果临床试验机构不具备贮藏条件,可由机构委托具备条件的独立第三方保存,但不得返还申办者或者与其利益相关的第三方。
6. 留样保存时间:至少保存留样至药品上市后 2 年。
7. 留样销毁:在药品上市后 2 年由申办者负责回收后销毁。

Ⅳ. 参考依据

1. 《药物临床试验质量管理规范》,国家药品监督管理局、国家卫生健康委员会,自 2020 年 7 月 1 日起施行。
2. 《生物利用度和生物等效性试验用药品的处理和保存要求》。

Ⅴ. 附件

无。

3.38　口服给药标准操作规程

Ⅰ. 目的

规范试验用药品口服给药的操作。

Ⅱ. 适用范围

适用于药物Ⅰ期临床试验研究室口服给药操作。

Ⅲ. 规程

1. 药品管理员按照试验方案要求,准备药物标签,粘贴到对应药物容器上,准备温度适宜的饮用水,在量杯上编写与受试者相对应的筛选号或随机号,确认无误后进行药物调配,并填写《口服给药准备记录表》(附件 1)。
2. 召集受试者到给药处,研究人员核对受试者胸牌并对给药杯进行编码,匹配信息成功后,按照方案规定给药时间依次发药。
3. 研究人员/受试者在《口服给药记录表》(附件 2)或《受试者给药日志卡》上记录给药开始时间,服用固体药物时,应嘱受试者直接将药物从药杯倒入口中,不可放于手心或其他地方。
4. 给药结束后,研究人员在《口服给药记录表》上记录给药结束时间,同时由另一研究人员对受试者进行手口检查,以确保其服下,确认给药结束。
5. 口服给药后根据方案规定进行受试者如厕、集中观察。若方案无要求,给药 1 小时后方可如厕,由研究人员陪同并记录于《受试者如厕记录表》(附件 3)上,4 小时内统一集中观察,以便发生不适能及时处理。

Ⅳ. 参考依据

1. 《药物临床试验质量管理规范》,国家药品监督管理局、国家卫生健康委员会,自 2020 年 7 月 1 日起施行。
2. 《中华人民共和国药品管理法》,第十三届全国人民代表大会常委会第十二次会议,自 2019 年 12 月 1 日起施行。
3. 《中华人民共和国药品管理法实施条例》,国务院,自 2019 年 3 月 2 日起施行。
4. 《药品注册管理办法》,国家市场监督管理总局,自 2020 年 7 月 1 日起施行。

Ⅴ. 附件

1. 《口服给药准备记录表》(文件编号:YQ-SOP-038-04-FJ01)。

口服给药准备记录表(_____期)

方案名称					
方案版本号及日期			项目编号		
申办者			CRO		
药物分装前准备					
准备项目	操作者	复核者	日期/时间		备注
1. 打印标签					
2. 粘贴标签确认					
饮用水分装					
体积		分装杯数		开始时间	结束时间
操作者		复核者		日期	
药物分装					
试验药物(T)分装					
药物名称				规格	
生产厂家					
批号				有效期	
□ 筛选号 □ 随机号					
开始时间			结束时间		
对照药物(R)分装					
药物名称				规格	
生产厂家					
批号				有效期	
□ 筛选号 □ 随机号					
开始时间			结束时间		
操作者		复核者		分装日期	

2.《口服给药记录表》(文件编号:YQ-SOP-038-04-FJ02)。

口服给药记录表(_____期)

方案名称					
方案版本号及日期			项目编号		
申办者			CRO		
□ 筛选号 □ 随机号	开始时间	结束时间	给药者	核对者	备注

注:试验制剂用 T 表示,对照制剂用 R 表示,给药方式:240 mL 水送服。

日期:　　年　　月　　日

3.《受试者如厕记录表》(文件编号:YQ-SOP-038-04-FJ03)。

受试者如厕记录表(_____期)

方案名称					
方案版本号及日期			项目编号		
申办者			CRO		
□ 筛选号 □ 随机号	如厕时间	大便	小便	记录者	备注
		□	□		
		□	□		
		□	□		
		□	□		
		□	□		
		□	□		
		□	□		
		□	□		
		□	□		
		□	□		
		□	□		
		□	□		
		□	□		
		□	□		
		□	□		
		□	□		

3.39　静脉注射给药标准操作规程

Ⅰ. 目的

规范静脉注射给药的操作。

Ⅱ. 适用范围

适用于药物Ⅰ期临床试验研究室的所有临床试验。

Ⅲ. 规程

1. 操作前准备。
    1.1　操作者准备：着装整齐、洗手、戴口罩和帽子，熟悉试验方案，掌握试验用药品的用法、用量及不良反应。
    1.2　环境准备：环境整洁、安静，光线适宜。
    1.3　用物准备：处方或医嘱、试验用药品、注射器、静脉输液针、无菌针头、无菌棉签、止血带、垫枕、输液贴、0.5%安多福、锐器盒、弯盘、《药物配制记录表》（附件 1）、《静脉注射给药记录表》（附件 2）等。
2. 操作步骤。
    2.1　根据试验方案双人核对处方或医嘱及试验用药品，操作者在医用洁净工作台配制药液，核对/记录者在《药物配制记录表》上记录配置开始时间、结束时间。
    2.2　操作者备齐用物至受试者旁，核对受试者筛选号或随机号及试验用药品。
    2.3　协助受试者取合适体位。
    2.4　根据试验方案选择静脉，在穿刺部位的下方置垫枕，在穿刺部位上方（近心端）约 6 cm 处扎紧止血带，皮肤消毒，待干。
    2.5　操作者再次核对药液并排尽空气，一手绷紧静脉下端皮肤，使其固定；另一手持静脉输液针，食指固定针柄，针头斜面向上，与皮肤呈 15°～30°角自静脉下方或侧方刺入皮下再刺入静脉，见回血，视情况再沿静脉进针少许，松开止血带，固定针头，缓慢推注药液，注射过程中要缓慢的试抽回血，以检查针头是否仍在静脉内，如有局部疼痛或肿胀隆起，抽无回血，应迅速拔出针头，更换部位，重新注射。
    2.6　根据试验方案在规定时间内注射完毕，并观察受试者的反应。同时核对/记录者在《静脉注射给药记录表》上记录给药开始时间、结束时间。
    2.7　静脉注射完毕，用干棉签轻压穿刺处同时快速拔出针头，按压 3～5 分钟至不出血为止。
    2.8　再次核对受试者筛选号或随机号，交代注意事项。
3. 整理用物，洗手。

Ⅳ. 参考依据

《临床护理技术操作与质量评价》第 2 版, 宋瑰琦、秦玉霞, 中国科学技术大学出版社, 2012。

Ⅴ. 附件

1.《药物配制记录表》(文件编号: YQ-SOP-039-03-FJ01)。

药物配制记录表(_____期)

方案名称					
方案版本号及日期		项目编号			
申办者		CRO			
试验用药品名称		批号			
试验用药品编号		有效期			
生产厂家		规格/数量			
溶媒		批号			
生产厂家		有效期			
规格/数量					
配制日期	年 月 日				
□ 筛选号 □ 随机号	配制开始时间	配制结束时间	操作者	核对/记录者	备注

2.《静脉注射给药记录表》（文件编号：YQ-SOP-039-03-FJ02）。

静脉注射给药记录表（_____期）

方案名称					
方案版本号及日期		项目编号			
申办者		CRO			
□ 筛选号 □ 随机号	开始时间	结束时间	操作者	核对/记录者	备注

日期：　　年　　月　　日

3.40　皮下注射给药标准操作规程

Ⅰ. 目的

规范皮下注射给药的操作。

Ⅱ. 适用范围

适用于药物Ⅰ期临床试验研究室的所有临床试验。

Ⅲ. 规程

1. 操作前准备。

   1.1　操作者准备:着装整齐、洗手、戴口罩和帽子,熟悉试验方案,掌握试验用药品的用法、用量及不良反应。

   1.2　环境准备:环境整洁、安静,光线适宜。

   1.3　用物准备:处方或医嘱、试验用药品、注射器、无菌针头、无菌棉签、0.5%安多福、锐器盒、《药物配制记录表》、《皮下注射给药记录表》(附件)、弯盘等。

2. 操作步骤。

   2.1　根据试验方案双人核对处方或医嘱及试验用药品,操作者在医用洁净台配制药液,核对/记录者在《药物配制记录表》上记录配制开始时间、结束时间。

   2.2　操作者备齐用物至受试者旁边,核对受试者筛选号或随机号及试验用药品。

   2.3　协助受试者取坐位或卧位。

   2.4　根据试验方案选择合适的注射部位,皮肤消毒,待干。

   2.5　操作者再次核对药液并排尽空气,一手绷紧局部皮肤,另一手持注射器,食指固定针栓,针头斜面向上,与皮肤呈30°~40°角,快速将针梗的1/2~2/3刺入皮下,根据试验方案在规定时间内注射完毕,并观察受试者的反应。同时核对/记录者在《皮下注射给药记录表》上记录给药开始时间、结束时间。

   2.6　注射完毕,用干棉签轻压针刺处同时快速拔出针头,嘱受试者按压至不出血为止。

   2.7　再次核对受试者筛选号或随机号,交代注意事项。

3. 整理用物,洗手。

Ⅳ. 参考依据

《临床护理技术操作与质量评价》第2版,宋瑰琦、秦玉霞,中国科学技术大学出版社,2012。

Ⅴ. 附件

《皮下注射给药记录表》(文件编号:YQ-SOP-040-03-FJ01)。

皮下注射给药记录表(_____期)

方案名称					
方案版本号及日期			项目编号		
申办者			CRO		
□ 筛选号 □ 随机号	开始时间	结束时间	操作者	核对/记录者	备注

日期:　　　年　　月　　日

3.41　静脉输液给药标准操作规程

Ⅰ. 目的

规范静脉输液给药的标准操作。

Ⅱ. 适用范围

适用于药物Ⅰ期临床试验研究室的所有临床试验。

Ⅲ. 规程

1. 操作前准备。
   1.1 操作者准备:着装整齐、洗手、戴口罩和帽子,熟悉试验方案,掌握试验用药品的用法、用量及不良反应。
   1.2 环境准备:环境整洁、安静,光线适宜。
   1.3 用物准备:处方或医嘱、试验用药品、输液器、注射器、静脉输液针、止血带、输液贴、垫枕、无菌棉签、0.5%安多福、锐器盒、弯盘、《药物配制记录表》、《静脉输液给药记录表》(附件)等。
2. 操作步骤。
   2.1 根据试验方案双人核对处方或医嘱及试验用药品,输液瓶上贴输液标签,操作者在医用洁净工作台配制药液,连接输液器。核对/记录者在《药物配制记录表》上记录配制开始时间、结束时间。
   2.2 操作者备齐用物至受试者旁,核对受试者筛选号或随机号及试验用药品。
   2.3 协助受试者取合适体位。
   2.4 根据试验方案选择合适静脉,在穿刺部位的下方置垫枕,在穿刺部位上方约 6 cm 处扎止血带,皮肤消毒,待干。
   2.5 操作者再次核对受试者筛选号或随机号及药液并排气,一手绷紧静脉下端皮肤,使其固定;另一手持头皮针,食指固定针柄,针头斜面向上,与皮肤呈 15°～30°角自静脉下方或侧方刺入皮下再刺入静脉,见回血,视情况再沿静脉进针少许,松开止血带,松调节器,受试者松拳,待液体滴入通畅,受试者无不适,用输液贴固定。
   2.6 根据试验方案要求调节输液速度,同时核对/记录者在《静脉输液给药记录表》上记录给药开始时间。
   2.7 根据试验方案在规定时间内输注完毕,关闭调节器,用干棉签轻压穿刺处快速拔出针头,按压 3～5 分钟至不出血为止,同时核对/记录者在《静脉输液给药记录表》上记录给药结束时间,并观察受试者的反应。
   2.8 再次核对受试者筛选号或随机号,交代注意事项。

3. 整理用物,洗手。

Ⅳ. 参考依据

《临床护理技术操作与质量评价》第 2 版,宋瑰琦、秦玉霞,中国科学技术大学出版社,2012。

Ⅴ. 附件

《静脉输液给药记录表》(文件编号:YQ-SOP-041-02-FJ02)。

静脉输液给药记录表(_____期)

方案名称					
方案版本 号及日期			项目编号		
申办者			CRO		
□ 筛选号 □ 随机号	开始时间	结束时间	操作者	核对/记录者	备注

日期: 年 月 日

3.42 静脉留置针置管标准操作规程

Ⅰ．目的

规范静脉留置针置管的操作。

Ⅱ．适用范围

适用于药物Ⅰ期临床试验研究室的所有临床试验。

Ⅲ．规程

1. 准备工作。
    1.1 操作者准备:着装整齐、洗手、戴口罩和帽子。
    1.2 用物准备:治疗盘、弯盘、留置针、自贴式敷料、垫枕、止血带、0.9%生理盐水、5 mL注射器、0.5%安多福、无菌棉签、锐器盒等。
    1.3 环境准备:环境整洁、安静、光线适宜。
2. 操作步骤。
    2.1 操作者核对受试者筛选号或随机号,受试者取合适体位。
    2.2 将前臂伸展,掌心向上,肘下放一垫枕。
    2.3 留置针排尽空气,扎止血带,选择粗、直的静脉,消毒皮肤,待干。
    2.4 静脉穿刺:取下留置针针端护套,以左手拇指固定静脉穿刺部位下端,右手持留置针,沿静脉走向使针头与皮肤呈15°～30°角斜行快速刺入皮肤,见回血后,降低留置针角度进针少许,将针芯回撤,然后边退针边送管,将留置针针管全部送入血管,固定好留置针,回抽血液通畅,给予0.9%生理盐水3～5 mL脉冲式封管,在敷贴上记录操作者工号及日期。
3. 再次核对受试者筛选号或随机号,交代留置针留置期间的注意事项,整理用物,洗手。

Ⅳ．参考依据

《临床护理技术操作与质量评价》第2版,宋瑰琦、秦玉霞,中国科学技术大学出版社,2012。

Ⅴ．附件

无。

3.43　呼吸测量标准操作规程

Ⅰ. 目的

规范呼吸测量的操作。

Ⅱ. 适用范围

适用于呼吸测量。

Ⅲ. 规程

1. 操作者核对受试者姓名、筛选号或随机号。
2. 解释操作过程取得配合。
3. 操作者观察受试者胸、腹部起伏情况,观察呼吸的频率(一起一伏为一次呼吸)、深度、节律、形态等。(女性以胸式呼吸为主,男性及儿童以腹式呼吸为主)
4. 测量时间为 30 秒乘以 2。
5. 测量结束后操作者将测量结果记录在研究病历或《生命体征记录表》上。
6. 成人安静状态下呼吸频率为 16～20 次/分。

Ⅳ. 参考依据

《基础护理学》第 6 版,李小寒、尚少梅,人民卫生出版社,2017。

Ⅴ. 附件

无。

3.44　尿液毒品检测标准操作规程

Ⅰ．目的

规范尿液毒品检测的操作。

Ⅱ．适用范围

适用于尿液毒品检测。

Ⅲ．规程

1. 操作者核对受试者信息,在尿杯外侧贴上标签,书写筛选号或随机号。
2. 按照《尿液收集标准操作规程》留取尿标本。核对/记录者在《尿液毒品检测记录表》(附件)上记录采样开始时间和结束时间。
3. 操作者取出试剂板,将其置于操作台面上,在检测试剂板上贴上标签,书写筛选号或随机号。
4. 塑料吸管检验方法:
    4.1　垂直滴加 3 滴无空气泡的尿样(约 120 μL)于加样孔(S)内。
    4.2　等待紫红色条带的出现。
5. 板型试剂检验方法:
    5.1　取出试剂盒拔掉试剂盒盖,将测试板浸入尿中,尿液不接触塑料板。
    5.2　至少 15 秒后取出,盖上盖子,置于台面上,等待紫红色条带的出现。
6. 核对/记录者同时在《尿液毒品检测记录表》上记录检测开始时间。
7. 5 分钟后核对/记录者在《尿液毒品检测记录表》上记录检测结束时间,双人判断检测结果。(试纸显示两道紫红色条带为阴性;一道为阳性;不显示为无效,10 分钟后判定无效)
8. 核对/记录者在《尿液毒品检测记录表》上记录检测结果,并拍照保存。

Ⅳ．参考依据

《尿液毒品联合检测试剂使用说明书》。

Ⅴ．附件

《尿液毒品检测记录表》(文件编号:YQ-SOP-044-03-FJ01)。

尿液毒品检测记录表(_____期)

方案名称									
方案版本号及日期						项目编号			
申办者						CRO			
□ 筛选号 □ 随机号	姓名缩写	采集开始时间	采集结束时间	检测开始时间	检测结束时间	检测结果	操作者	核对/记录者	备注
						□ 阴性 □ 阳性			
						□ 阴性 □ 阳性			
						□ 阴性 □ 阳性			
						□ 阴性 □ 阳性			
						□ 阴性 □ 阳性			
						□ 阴性 □ 阳性			
						□ 阴性 □ 阳性			
						□ 阴性 □ 阳性			
						□ 阴性 □ 阳性			
						□ 阴性 □ 阳性			
						□ 阴性 □ 阳性			
						□ 阴性 □ 阳性			
						□ 阴性 □ 阳性			

日期: 年 月 日

3.45　尿液尼古丁检测标准操作规程

Ⅰ．目的

规范尿液尼古丁检测的操作。

Ⅱ．适用范围

适用于药物Ⅰ期临床试验研究室开展的所有临床试验。

Ⅲ．规程

1. 操作者核对受试者筛选号或随机号,解释取得合作,在尿杯外侧贴上标签,书写筛选号或随机号。
2. 按照《尿液收集标准操作规程》留取尿标本。核对/记录者在《尿液尼古丁检测记录表》(附件)上记录采样开始时间和结束时间。
3. 操作者取出试剂板,将其置于操作台面上,在检测试剂板上贴上标签,书写筛选号或随机号。
4. 操作者用塑料吸管垂直滴加 3 滴无空气泡的尿样于加样孔内,核对/记录者同时在《尿液尼古丁检测记录表》上记录检测开始时间。
5. 5 分钟后核对/记录者在《尿液尼古丁检测记录表》上记录检测结束时间,双人判断检测结果。(试纸显示两道紫红色条带为阴性;一道为阳性;不显示为无效,10 分钟后判定无效)
6. 核对/记录者在《尿液尼古丁检测记录表》上记录检测结果,并拍照保存。

Ⅳ．参考依据

《可替宁检测试剂盒(胶体金法)说明书》。

Ⅴ．附件

《尿液尼古丁检测记录表》(文件编号:YQ-SOP-045-02-FJ01)。

尿液尼古丁检测记录表(_____期)

方案名称									
方案版本号及日期						项目编号			
申办者						CRO			
□ 筛选号 □ 随机号	姓名缩写	采集开始时间	采集结束时间	检测开始时间	检测结束时间	检测结果	操作者	核对/记录者	备注
						□ 阴性 □ 阳性			
						□ 阴性 □ 阳性			
						□ 阴性 □ 阳性			
						□ 阴性 □ 阳性			
						□ 阴性 □ 阳性			
						□ 阴性 □ 阳性			
						□ 阴性 □ 阳性			
						□ 阴性 □ 阳性			
						□ 阴性 □ 阳性			
						□ 阴性 □ 阳性			
						□ 阴性 □ 阳性			
						□ 阴性 □ 阳性			
						□ 阴性 □ 阳性			

日期：　　年　　月　　日

3.46　欧姆龙 HNH219 超声波全自动身高体重仪标准操作规程

I . 目的

规范欧姆龙 HNH219 超声波全自动身高体重仪的操作。

II . 适用范围

适用于欧姆龙 HNH219 超声波全自动身高体重仪。

III . 规程

1. 操作者打开电源开关,校准日期、时间。
2. 受试者至测量台前,操作者核对姓名、筛选号或随机号。
3. 受试者脱鞋站立到身高体重仪对应位置,听到"测量开始"的提示音后,站稳站直,目视前方。待听到"测量结束"提示音及显示屏上出现测量数值后方可离开。
4. 操作者在热敏打印纸上填写操作者姓名缩写、日期及受试者筛选号或随机号,并将测量结果记录在研究病历或《身高体重记录表》(附件)上。
5. 受试者身高体重及 BMI 合格范围根据试验方案规定。

IV . 参考依据

《欧姆龙 HNH219 超声波全自动身高体重仪说明书》。

V . 附件

《身高体重记录表》(文件编号:YQ-SOP-046-04-FJ01)。

身高体重记录表(_____期)

方案名称						
方案版本号及日期				项目编号		
申办者				CRO		
□ 筛选号 □ 随机号	姓名缩写	身高（cm）	体重（kg）	BMI	操作者	备注

日期：　　年　　月　　日

3.47 欧姆龙 HBP9020 全自动血压仪标准操作规程

Ⅰ．目的

规范欧姆龙 HBP9020 全自动血压仪的操作。

Ⅱ．适用范围

适用于欧姆龙 HBP9020 全自动血压仪。

Ⅲ．规程

1. 操作者打开电源开关,校准日期、时间。
2. 受试者测量前 20~30 分钟内无剧烈运动,保持情绪稳定。
3. 操作者核对受试者姓名、筛选号或随机号。
4. 受试者取坐位,双腿放入测量台下,伸直背,不压迫腹部,身体坐直,正面稍微偏向左或右,右手或左手手心向上伸入测试部位,并将肘部放在肘垫上。
5. 测量前确认蓝色指示灯处于长亮状态则手臂位置正确,按下仪器上的"开始/停止"按钮,开始测量。(左手测量时,使用右侧面"开始/停止"按钮)
6. 测量前嘱受试者保持放松状态,测量开始后如遇手臂位置不正确或其他情况需紧急停止,再次按下"开始/停止"按钮结束。
7. 测量结束袖带松开后方可拿出手臂,不可强行抽出手臂,防止血压计出现故障。
8. 测量结束操作者在热敏打印纸上填写操作者姓名缩写、日期及受试者筛选号或随机号。若热敏打印纸上未显示"手臂位置正确"需重新测量。
9. 操作者将测量结果记录在研究病历或《生命体征记录表》(附件)上。
10. 血压值参考范围:
    10.1 血压值正常范围:90~139 mmHg/60~89 mmHg。
    10.2 收缩压:140~149 mmHg 为异常,无临床意义;≥ 150 mmHg 或<90 mmHg 为异常,有临床意义。
    10.3 舒张压:51~59 mmHg 为异常,无临床意义;≤50 mmHg 或≥90 mmHg 为异常,有临床意义。
11. 脉搏值参考范围:
    11.1 正常范围:60~100 次/分。
    11.2 51~59 次/分或 101~109 次/分为异常,无临床意义;≤50 次/分或≥110 次/分为异常,有临床意义。

Ⅳ. 参考依据

1.《基础护理学》第 6 版,李小寒、尚少梅,人民卫生出版社,2017。

2.《ISH 国际高血压实践指南》2020 版,国际高血压学会。

Ⅴ. 附件

《生命体征记录表》(文件编号:YQ-SOP-047-04-FJ01)。

生命体征记录表(_____期)

□ 筛选号 □ 随机号	姓名 缩写	血压 (mmHg)	脉搏 (次/分)	体温 (℃)	呼吸 (次/分)	操作者	备注
方案名称							

方案名称							
方案版本号及日期			项目编号				
申办者			CRO				
□ 筛选号 □ 随机号	姓名缩写	血压 (mmHg)	脉搏 (次/分)	体温 (℃)	呼吸 (次/分)	操作者	备注

日期: 　年　月　日

3.48　XJ11D 台式血压计标准操作规程

Ⅰ．目的

规范台式血压计测量的操作。

Ⅱ．适用范围

适用于 XJ11D 台式血压计。

Ⅲ．规程

1. 测量前 20～30 分钟内受试者无剧烈运动,保持情绪稳定。
2. 操作者核对受试者姓名、筛选号或随机号。
3. 受试者取坐位或卧位,手臂伸直、掌心向上,肱动脉与心脏在同一水平位置(卧位平第四肋间,坐位平腋中线)。
4. 操作者放平血压计于手臂旁,开启水银槽开关,驱尽袖带内的空气,将袖带平整地缠于上臂中部,下缘距肘窝 2～3 cm,松紧以能插入一指为宜。
5. 触摸肱动脉搏动,将听诊器胸件置于搏动最明显处。一手稍加固定,另一手握加压气球,充气至肱动脉搏动音消失,再升高 20～30 mmHg,眼睛与水银柱在同一水平位置,以每秒 4 mmHg 左右的速度缓慢放气。
6. 观察水银柱刻度与肱动脉搏动音的变化,听到第一声搏动音时水银柱所指的刻度为收缩压;当搏动音变弱或消失时,水银柱所指的刻度为舒张压。
7. 测量完毕,排尽袖带内余气,向右倾斜 45°使水银全部流回槽内,关闭开关,平稳放置。
8. 操作者将测量结果记录在研究病历或《生命体征记录表》上。
9. 血压正常范围:90～139 mmHg/60～89 mmHg。
   9.1 收缩压:140～149 mmHg 为异常,无临床意义;≥150 mmHg 或<90 mmHg 为异常,有临床意义。
   9.2 舒张压:51～59 mmHg 为异常,无临床意义;≤50 mmHg 或≥90 mmHg 为异常,有临床意义。

Ⅳ．参考依据

1. 《基础护理学》第 6 版,李小寒、尚少梅,人民卫生出版社,2017。
2. 《ISH 国际高血压实践指南》2020 版,国际高血压学会。

Ⅴ．附件

无。

3.49 光电 ECG-1250 心电图机标准操作规程

Ⅰ. 目的

规范光电 ECG-1250 心电图机的操作。

Ⅱ. 适用范围

适用于光电 ECG-1250 心电图机。

Ⅲ. 规程

1. 操作者核对受试者,解释取得合作,予仰卧位。
2. 连接电源,点击"电源"键,打开心电图机,点击"患者"键,输入受试者筛选号或随机号、性别、年龄,进入操作系统界面;默认自动模式(定标默认 10 mm/mV,走纸速度 25 mm/s,滤波 25 Hz)。
3. 进入波形待检查界面,点击"自动/手动"功能键。
4. 暴露受试者两手腕内侧、两下肢内踝,胸前区皮肤,用 75% 酒精棉签擦拭,注意保暖,保护受试者隐私。
5. 选择 12 导联同步心电图检查,按照界面上导联连接示意图正确连接导联(具体参考心电图各导联连接表),进入心电图采集界面。

心电图各导联连接表

红色夹子	右上肢
黄色夹子	左上肢
绿色夹子	左下肢
黑色夹子	右下肢
V1 (红色球)	胸骨右缘第 4 肋间
V2 (黄色球)	胸骨左缘第 4 肋间
V3 (绿色球)	V2~V4 连线的中点
V4 (棕色球)	在第 5 肋间与左锁骨中线相交处
V5 (黑色球)	在左腋前线与 V4 水平相交处
V6 (紫色球)	在左腋中线与 V4 水平相交处

6. 观察屏幕左上角显示,若发现某一或者某些导联脱落,需要重新调节电极,待心电图显示各导联波形平稳后,按"开始/停止"键收集波形 10 秒钟,并且同步打印热敏纸记录波形;

根据 ECAPS 算法,心电图报告单中自动生成测量值和中文版结论。

7. 去除受试者身上电极,关闭电源,在心电图报告单上记录受试者筛选号或随机号。

Ⅳ. 参考依据

《光电 ECG-1250 心电图机使用说明书》。

Ⅴ. 附件

无。

3.50　罗氏 ACCU-CHEX Performa 血糖仪标准操作规程

Ⅰ. 目的

规范罗氏 ACCU-CHEX Performa 血糖仪的操作。

Ⅱ. 适用范围

适用于罗氏 ACCU-CHEX Performa 血糖仪。

Ⅲ. 规程

1. 操作者打开血糖仪,校准日期、时间,核对受试者,解释取得合作,确认受试者手指上无水渍。
2. 予 75％酒精棉签消毒采血部位,待干。
3. 将血糖试纸沿箭头方向插入试纸插槽内,血糖仪自动开机。
4. 挤压受试者手指指腹,使用一次性采血针于手指指尖两侧快速采血。
5. 用无菌干棉签快速去除第一滴血,当血糖仪显示屏出现血滴标志时,将血碰触试纸测试区的前沿。
6. 取血后用无菌干棉签按压采血部位,读取显示屏上的血糖值。(空腹血糖正常值 3.9～6.1 mmol/L)
7. 操作者在《血糖检测记录表》(附件)上记录结果。

Ⅳ. 参考依据

《罗氏 ACCU-CHEX Performa 血糖仪使用说明书》。

Ⅴ. 附件

《血糖检测记录表》(文件编号:YQ-SOP-050-04-FJ01)。

血糖检测记录表(_____期)

方案名称				
方案版本号及日期		项目编号		
申办者		CRO		
☐ 筛选号 ☐ 随机号	检测结束时间	检测结果（mmol/L）	操作者	备注

日期：　　　年　　月　　日

3.51　金科威 GS20 心电监护仪标准操作规程

Ⅰ. 目的

规范金科威 GS20 心电监护仪的操作。

Ⅱ. 适用范围

适用于金科威 GS20 心电监护仪。

Ⅲ. 规程

1. 操作者核对受试者筛选号或随机号,解释取得合作,予适当体位。
2. 连接电源,按住前面板上的"开机/待机"键打开监护仪。
3. 连接 ECG 电缆至连接口,予 75% 酒精清洁受试者皮肤然后连接各个导联。
4. 连接 SpO$_2$ 电缆至连接口,并将传感器与受试者相连。
5. 连接 NBP 管路至连接器,选择正确尺寸的袖带,绑在受试者手臂上。
6. 监护 ECG:

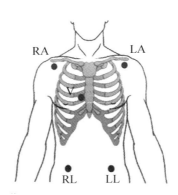

RA 位置	紧贴锁骨下方,近右肩处
LA 位置	锁骨下,靠近左肩
RL 位置	右下腹部
LL 位置	左下腹部
V 位置	胸前,位置取决于导联选择

7. 监护 NBP:

　7.1 放置血压袖带并设置正确的受试者类型。

7.2 按下前面板上的无创血压键 ，启动 NBP 测量。

8. 如果需要更改 NBP 间隔测量时间：

8.1 旋转旋钮至 NBP 数值窗格，按下旋钮，打开 NBP 设置菜单。

8.2 旋转旋钮至测量时间，按下旋钮，打开测量时间菜单。

8.3 旋转旋钮选择间隔测量时间，按下旋钮，确认设置。

9. 更改报警限值：

9.1 旋转旋钮至工具栏中的"报警设置"按钮 ，按下按钮，打开报警设置菜单。

9.2 旋转旋钮选择要更改的参数选项卡，按下旋钮，打开该参数选项卡。

9.3 旋转旋钮选择参数的报警上限或报警下限，按下旋钮，旋转旋钮更改报警限值，按下按钮，确认报警限值；

9.4 如果需要为选中的参数禁用报警声音，旋转旋钮至报警声音。勾选报警声音，打开该参数的报警声音；取消勾选报警声音，关闭该参数的报警声音。

10. 操作者在《心电监护记录表》(附件)上记录测量结果。

Ⅳ. 参考依据

《金科威 GS20 心电监护仪操作指南》。

Ⅴ. 附件

《心电监护记录表》(文件编号：YQ-SOP-051-03-FJ01)。

心电监护记录表(_____期)

方案名称							
方案版本 号及日期					项目编号		
申办者					CRO		
□ 筛选号 □ 随机号	时间	血压 (mmHg)	心率 (次/分)	血氧 饱和度 (%)	呼吸 (次/分)	操作者	备注

日期:　　年　　月　　日

3.52　上海宝灵 YB-DX23D 电动吸引器吸痰标准操作规程

Ⅰ. 目的

规范电动吸引器吸痰的操作。

Ⅱ. 适用范围

适用于上海宝灵 YB-DX23D 电动吸引器。

Ⅲ. 规程

1. 操作者核对受试者筛选号或随机号,解释取得合作;协助受试者取舒适卧位,头面向操作者。
2. 接通电源,连接吸引器连接管,打开开关检查吸引器性能,调节合适的负压(成人 40~53.5 kPa;儿童<40 kPa)。
3. 撕开吸痰管外包装前端,戴无菌手套,将吸痰管抽出并盘绕在手中,与吸引器连接管连接,试吸生理盐水,检查是否通畅。
4. 吸引:
   4.1　协助受试者头略向后仰、张口。
   4.2　反折吸痰管末端,戴无菌手套的手持吸痰管前端,插入受试者口咽部(10~15 cm)或鼻腔内。
   4.3　松开吸痰管末端,将吸痰管左右旋转、向上提拉,吸口咽部或鼻腔分泌物,每次吸痰时间不超过 15 秒。
   4.4　吸痰管退出时,抽吸生理盐水冲吸痰管。
5. 观察痰液的颜色、性状及量,受试者的病情,气道是否通畅。
6. 吸引结束后,关闭负压,取下吸痰管,擦净受试者面部,协助受试者取舒适体位,听诊呼吸音,整理床单位。
7. 操作完毕及时做好记录。

Ⅳ. 参考依据

1.《上海宝灵 YB-DX23D 电动吸引器使用说明书》。
2.《临床护理技术操作与质量评价》第 2 版,宋瑰琦、秦玉霞,中国科学技术大学出版社,2012。

Ⅴ. 附件

无。

3.53 博朗 IRT6520 耳温枪标准操作规程

Ⅰ. 目的

规范博朗 IRT6520 耳温枪的操作。

Ⅱ. 适用范围

适用于博朗 IRT6520 耳温枪。

Ⅲ. 规程

1. 操作者核对受试者姓名、筛选号或随机号。
2. 轻按耳温枪电源键 3 秒开机,套上一次性耳套,按下左侧年龄选择键,选择合适的年龄选项,全部设定完毕后待出现横杠即可测量。
3. 操作者将枪头感应端轻轻插入受试者外耳道,按下开始键,绿色"exactemp"指示灯开始闪烁,测量结束耳温枪会发出长的滴声提示测量完成。"exactemp"灯停止闪烁,结果将出现在显示屏上。
4. 操作者在《生命体征记录表》上记录测量结果。
5. 耳温枪正常范围(>36 个月~成人):35.4~37.7 ℃。

Ⅳ. 参考依据

《博朗 IRT6520 耳温枪使用说明书》。

Ⅴ. 附件

无。

3.54　玻璃体温计标准操作规程

Ⅰ. 目的

规范玻璃体温计的操作。

Ⅱ. 适用范围

适用于玻璃体温计。

Ⅲ. 规程

1. 测量体温前 30 分钟内受试者无剧烈运动、未进食冷、热饮,情绪稳定。
2. 测量开始前操作者确保体温计数值在 35 ℃以下。
3. 核对受试者姓名、筛选号或随机号。
4. 受试者取坐位或卧位,腋下干燥无汗液,将体温计放入腋下夹紧,紧贴皮肤,屈臂过胸。
5. 5～10 分钟后取出体温计,操作者读取体温计上数值,将测量结果记录在研究病历或《生命体征记录表》上。
6. 使用过的体温计用 75%酒精浸泡消毒后冲洗干净晾干备用。
7. 腋下温度正常范围:36.0～37.0 ℃(体温 35.0～35.9 ℃为异常,无临床意义)。

Ⅳ. 参考依据

《基础护理学》第 6 版,李小寒、尚少梅,人民卫生出版社,2017。

Ⅴ. 附件

无。

3.55　酒易 A20 呼出气体酒精测试仪标准操作规程

Ⅰ．目的

规范酒易 A20 呼出气体酒精测试仪的操作。

Ⅱ．适用范围

适用于酒易 A20 呼出气体酒精测试仪。

Ⅲ．规程

1. 操作者核对受试者姓名、筛选号或随机号。
2. 操作者长按电源键两秒后,仪器自动开机、自我检测,进入主菜单界面。
3. 操作者校准日期、时间,将吹嘴底端插入仪器顶部的吹嘴接口上。
4. 在主菜单界面触击"主动模式",屏幕显示"请吹气"。
5. 嘱受试者取坐位或站位,通过吹嘴向仪器持续、均匀、中速地吹出足够体积的气体,如果吹气不足,则出现"吹气失败"提示,需重新吹气,核对/记录者同时在《酒精呼气检测记录表》(附件)上记录检测开始时间。
6. 吹气时仪器会发出连续的蜂鸣声,受试者一直吹气到声音停止,系统进入自动分析中。
7. 系统分析成功后,屏幕显示检测结果,核对/记录者同时在《酒精呼气检测记录表》上记录检测结束时间。
8. 双人判断检测结果,检测结果为 0 mg/100 mL 时判断为阴性,检测结果＞0 mg/100 mL 时判断为阳性,核对/记录者在《酒精呼气检测记录表》上记录结果并签名。

Ⅳ．参考依据

1.《酒易 A20 呼出气体酒精测试仪使用说明书》。
2. GB/T 21254 — 2007《呼出气体酒精含量检测仪》。

Ⅴ．附件

《酒精呼气检测记录表》(文件编号:YQ-SOP-055-02-FJ01)。

酒精呼气检测记录表(_____期)

方案名称							
方案版本号及日期					项目编号		
申办者					CRO		
☐ 筛选号 ☐ 随机号	姓名缩写	检测开始时间	检测结束时间	检测结果	操作者	核对/记录者	备注
				☐ 阴性 ☐ 阳性			
				☐ 阴性 ☐ 阳性			
				☐ 阴性 ☐ 阳性			
				☐ 阴性 ☐ 阳性			
				☐ 阴性 ☐ 阳性			
				☐ 阴性 ☐ 阳性			
				☐ 阴性 ☐ 阳性			
				☐ 阴性 ☐ 阳性			
				☐ 阴性 ☐ 阳性			
				☐ 阴性 ☐ 阳性			
				☐ 阴性 ☐ 阳性			
				☐ 阴性 ☐ 阳性			
				☐ 阴性 ☐ 阳性			
				☐ 阴性 ☐ 阳性			
				☐ 阴性 ☐ 阳性			

日期:　　　年　　月　　日

3.56　BBS-DDC洁净工作台标准操作规程

Ⅰ. 目的

规范 BBS-DDC 洁净工作台的标准操作。

Ⅱ. 适用范围

适用于 BBS-DDC 洁净工作台。

Ⅲ. 规程

1. 清洁操作区表面：
   1.1 用柔软棉布清洁、擦拭整个表面。
   1.2 操作区表面被污染或有痕迹时，使用医用酒精擦净。
2. 接通电源，检查风机是否正常启动及风速是否达到标准要求，照明灯与紫外线灯是否正常工作。
3. 使用前，将玻璃门底边降至底端，打开紫外线灯，消毒半小时。
4. 消毒结束，将玻璃门底边升降至合适高度处，打开风机，半小时后正常进行柜内操作。
5. 在操作区内按试验方案要求配制试验用药品。
6. 配制完毕后清洁操作区，将玻璃门底边降至底端，打开紫外线灯，消毒半小时后关闭电源。
7. 使用时登记开机与关机时间。

Ⅳ. 参考依据

《BBS-DDC 洁净工作台使用说明书》。

Ⅴ. 附件

无。

3.57　微量移液器标准操作规程

Ⅰ. 目的

规范微量移液器的操作。

Ⅱ. 适用范围

适用于药物Ⅰ期临床试验研究室的所有试验。

Ⅲ. 规程

1. 使用方法:
    1.1　操作者将吸头装在引管上,推到套紧位置以保证密封。如单手操作,必须配上多孔吸头架。
    1.2　垂直握住移液器,将按钮按到第一停止点,并把吸液头浸入液面下 2~4 mm 再缓慢松开按钮,等待 1~2 s 后将移液器移出液面。
    1.3　将吸液头移至加样容器壁上,把按钮按到第一停止点,再继续按下按钮,排尽全部液体后,吸液头应沿容器壁向上滑几次,然后移走移液器,松开按钮,使之复位,即完成一次操作过程。
2. 注意事项:
    2.1　移液器属精密仪器,移液前应调节好所需容量数轮。
    2.2　为了获得较好的精度,在取液时应先用吸液的方法浸渍吸头,消除误差。

Ⅳ. 参考依据

《微量移液器使用说明书》。

Ⅴ. 附件

无。

3.58　低速冷冻离心机标准操作规程

Ⅰ. 目的

规范低速冷冻离心机的操作。

Ⅱ. 适用范围

适用于 DL-520、DL-5F 低速冷冻离心机。

Ⅲ. 规程

1. 将离心机平稳放置在平台上,确认放置平稳后,接通电源,按下电源开关,通电后,根据方案设置离心力/转速、温度、离心时间等运行参数。
2. 按"停止/开门"键,门盖即可打开,选择对应的转子,确保转子的稳定性,将样本或对应的配平试管对称放入转子吊杯(试管)内,以确保转子平衡运行。
3. 关上门盖确认已锁好,经仔细核对参数确认无误后,按"启动"键开始离心。
4. 在运行过程中要查看各项参数是否正常。
5. 运行时间倒计时到"0"时,蜂鸣器鸣叫,当转速为 0 时,蜂鸣器持续鸣叫,按"停止/开门"键,打开门盖。运行过程中遇紧急情况按"停止/开门"键,离心机停止运转时蜂鸣器不响。
6. 打开门盖,小心取出样本管,完成整个离心过程。
7. 离心结束,关闭电源开关,切断离心机电源。
8. 每次使用离心机时将离心机使用情况登记在《离心机使用登记记录表》(附件)上。

Ⅳ. 参考依据

《长沙百诺克低速冷冻离心机说明书》。

Ⅴ. 附件

《离心机使用登记记录表》(文件编号:YQ-SOP-058-04-FJ01)。

离心机使用登记记录表

日期	离心机编号	项目名称	离心条件	开机时间	关机时间	使用人	备注

第 4 章
岗位职责

4.1　研究室负责人职责

Ⅰ．目的

明确和规范研究室负责人的职责。

Ⅱ．适用范围

适用于药物Ⅰ期临床试验研究室。

Ⅲ．规程

1. 全面负责研究室的管理工作。重点负责研究室年度计划、经费管理、仪器购置、专业人才引进等工作。
2. 合理分配研究室主要岗位人员的职责。
3. 负责研究室人员的绩效考核。
4. 负责组织研究室规章制度、岗位职责、标准操作规程、应急预案和质量标准的制定并审核。
5. 负责临床试验项目申请的审核并指定主要研究者。
6. 协调和解决临床试验中出现的问题，及时与相关部门沟通。
7. 审查批准临床试验方案、试验结果及总结报告等。

Ⅳ．参考依据

1. 《药物临床试验质量管理规范》，国家药品监督管理局、国家卫生健康委员会，自 2020 年 7 月 1 日起施行。
2. 《世界医学大会赫尔辛基宣言》，第 18 届世界医学会联合大会，1964 年 6 月。
3. 《药物Ⅰ期临床试验管理指导原则（试行）》，国家食品药品监督管理局，自 2011 年 12 月 2 日起施行。
4. 《中华人民共和国药品管理法》，第十二届全国人民代表大会常委会第十二次会议，自 2019 年 12 月 1 日起施行。

Ⅴ．附件

无。

4.2 主要研究者职责

Ⅰ. 目的

明确和规范主要研究者的职责。

Ⅱ. 适用范围

适用于药物Ⅰ期临床试验研究室。

Ⅲ. 规程

1. 与申办者共同参与临床试验方案的制订。
2. 全面负责所承接临床试验项目的运行管理与组织实施。
3. 对所有参与临床试验项目的研究人员进行授权,确保所有研究人员明确各自承担的工作。
4. 确保临床实验中尊重受试者,对涉及受试者信息、保密试验资料履行保密责任。
5. 掌握临床试验进展,确保各项记录及时、完整、准确。
6. 及时处理解决临床试验中出现的各种不良事件,保证受试者安全。
7. 审核临床试验的安全性及有效性数据,签署总结报告。
8. 负责临床研究经费的审核。
9. 接受监查员、稽查员或药品监督管理部门的监查、稽查或检查等工作。

Ⅳ. 参考依据

1. 《药物临床试验质量管理规范》,国家药品监督管理局、国家卫生健康委员会,自 2020 年 7 月 1 日起施行。
2. 《世界医学大会赫尔辛基宣言》,第 18 届世界医学会联合大会,1964 年 6 月。
3. 《药物Ⅰ期临床试验管理指导原则(试行)》,国家食品药品监督管理局,自 2011 年 12 月 2 日起施。
4. 《中华人民共和国药品管理法》,第六届全国人民代表大会常委会第十二次会议,自 2019 年 12 月 1 日起施行。

Ⅴ. 附件

无。

4.3 研究医生职责

Ⅰ. 目的

明确和规范研究室研究医生的职责。

Ⅱ. 适用范围

适用于药物Ⅰ期临床试验研究室。

Ⅲ. 规程

1. 熟悉试验方案、研究者手册、试验药物相关资料等内容,并严格按方案施行,确保在规定时间内正确执行。
2. 保护受试者隐私,在受试者同意的情况下,研究医生可以将受试者参加试验情况告知相关的临床医生。
3. 负责受试者知情、筛选及医学观察工作。
4. 负责所有与临床试验有关的医学判断或临床决策,出现不良事件时采取适当的治疗措施,并做好相关记录。
5. 发生不良事件时,按规定报告研究者、申办者、伦理委员会、临床试验机构办公室、药品监督管理部门。
6. 应当采取措施,避免使用试验方案禁用的合并用药。
7. 及时记录研究病历,确保临床试验数据完整、清晰。
8. 配合监查员、稽查员或药品监督管理部门的监查、稽查或检查工作。
9. 协助部门负责人做好实习生、进修生的带教工作。
10. 完成医务处、科室安排的其他工作。

Ⅳ. 参考依据

1.《药物临床试验质量管理规范》,国家药品监督管理局、国家卫生健康委员会,自 2020 年 7 月 1 日起施行。
2.《世界医学大会赫尔辛基宣言》,第 18 届世界医学会联合大会,1964 年 6 月。
3.《药物Ⅰ期临床试验管理指导原则(试行)》,国家食品药品监督管理局,自 2011 年 12 月 2 日起施行。

Ⅴ. 附件

无。

4.4　护士长职责

Ⅰ．目的

明确和规范研究室护士长职责。

Ⅱ．适用范围

适用于药物Ⅰ期临床试验研究室。

Ⅲ．规程

1. 协助研究室主任制定研究室年度工作计划,并负责组织实施。
2. 协助负责研究室规章制度、岗位职责、标准操作规程、应急预案和质量标准的制定,并及时更新完善。
3. 负责研究室人员的排班,协助落实研究室项目的开展工作及受试者的安全。
4. 负责研究室的护理工作质量和服务质量,督促落实研究室人员的培训、考核、带教工作。
5. 负责研究室仪器设备、物资、耗材管理。
6. 协调监查员、稽查员或药品监督管理部门的监查、稽查或检查工作。
7. 完成科主任、研究室主任、护理部授权的工作及医院交付的其他工作及指令性工作。

Ⅳ．参考依据

1. 《药物临床试验质量管理规范》,国家药品监督管理局、国家卫生健康委员会,自 2020 年 7 月 1 日起施行。
2. 《世界医学大会赫尔辛基宣言》,第 18 届世界医学会联合大会,1964 年 6 月。
3. 《药物Ⅰ期临床试验指导原则(试行)》,国家食品药品监督管理局,自 2011 年 12 月 2 日起施行。

Ⅴ．附件

无。

4.5 研究护士职责

Ⅰ. 目的

明确和规范研究室研究护士的职责。

Ⅱ. 适用范围

适用于药物Ⅰ期临床试验研究室。

Ⅲ. 规程

1. 执行医院及研究室相关规章制度和标准操作规程。
2. 严格执行查对及交接班等护理核心制度和技术操作规程,准确及时地完成护理等工作。
3. 熟悉试验方案、研究者手册、试验药物相关资料等内容,并严格按方案施行,确保在规定时间内正确执行。
4. 做好受试者、来访人员的管理工作,保障受试者安全。
5. 加强与受试者的沟通交流,做好健康宣教,注重人文关怀。
6. 进行不良事件的监测,协助研究医生给予处置。
7. 及时记录研究病历,确保临床试验数据完整、清晰。
8. 对涉及受试者信息、保密的试验资料等履行保密责任。
9. 负责试验仪器、物资、耗材等管理工作。
10. 负责病房的消毒隔离、急救药品、器械等的管理工作。
11. 配合监查员、稽查员或药品监督管理部门的监查、稽查或检查工作。
12. 协助部门负责人、护士长做好实习生、进修生的带教工作。
13. 完成护理部、科室安排的其他工作。

Ⅳ. 参考依据

1. 《药物临床试验质量管理规范》,国家药品监督管理局、国家卫生健康委员会,自 2020 年 7 月 1 日起施行。
2. 《世界医学大会赫尔辛基宣言》,第 18 届世界医学会联合大会,1964 年 6 月。
3. 《药物Ⅰ期临床试验管理指导原则(试行)》,国家食品药品监督管理局,自 2011 年 12 月 2 日起施行。

Ⅴ. 附件

无。

4.6　质控人员职责

Ⅰ. 目的

明确和规范研究室质控人员的职责。

Ⅱ. 适用范围

适用于药物Ⅰ期临床试验研究室。

Ⅲ. 规程

1. 负责研究室质量控制体系的建立,定期完善。
2. 协助研究室规章制度、岗位职责、标准操作规程、应急预案和质量标准的制定及完善。
3. 根据临床试验项目的类型及复杂程度进行质控。
   - 3.1　项目开始前,制定质控计划,督促研究人员熟悉和掌握药物临床试验的方案、试验目的、试验药物的基本特性、试验进度,检查涉及的抢救设施和设备。
   - 3.2　项目实施过程中,定期进行质量控制,对可能发生的误差和偏倚进行控制。
   - 3.3　项目结束后,进行项目结束质控。
   - 3.4　对质控发现的问题,及时反馈,撰写质控报告。
4. 协助机构质控员对研究室项目的质控。
5. 配合监查员、稽查员或药品监督管理部门的监查、稽查或检查工作。

Ⅳ. 参考依据

1. 《药物临床试验质量管理规范》,国家药品监督管理局、国家卫生健康委员会,自 2020 年 7 月 1 日起施行。
2. 《世界医学大会赫尔辛基宣言》,第 18 届世界医学会联合大会,1964 年 6 月。
3. 《药物Ⅰ期临床试验管理指导原则(试行)》,国家食品药品监督管理局,自 2011 年 12 月 2 日起施行。

Ⅴ. 附件

无。

4.7 研究室秘书职责

Ⅰ. 目的

明确和规范研究室秘书的职责。

Ⅱ. 适用范围

适用于药物Ⅰ期临床试验研究室。

Ⅲ. 规程

1. 起草年度工作计划和年终工作总结,并向研究室负责人汇报。
2. 协助负责研究室规章制度、岗位职责、标准操作规程、应急预案和质量标准的制定,并及时更新完善。
3. 负责研究室相关会议的会务准备,做好会议记录和会议纪要。
4. 协助负责临床试验申请的受理和审核。
5. 负责临床试验项目的进度安排。协助主要研究者协调、解决临床试验过程中出现的问题。
6. 负责临床研究经费的核算。
7. 协助药品管理员进行试验用药品的管理。
8. 协助档案管理员进行档案的管理。
9. 协调监查员、稽查员或药品监督管理部门的监查、稽查或检查等工作。
10. 负责实习生、进修生的带教工作。
11. 完成科主任、研究室负责人安排的其他工作。

Ⅳ. 参考依据

1.《药物临床试验质量管理规范》,国家药品监督管理局、国家卫生健康委员会,自 2020 年 7 月 1 日起施行。
2.《世界医学大会赫尔辛基宣言》,第 18 届世界医学会联合大会,1964 年 6 月。
3.《药物Ⅰ期临床试验指导原则(试行)》,国家食品药品监督管理局,自 2011 年 12 月 2 日起施行。

Ⅴ. 附件

无。

4.8　药品管理员职责

Ⅰ．目的

规范研究室药品管理员的职责。

Ⅱ．适用范围

药物Ⅰ期临床试验研究室。

Ⅲ．规程

1. 药物管理室由药品管理员负责,保证药物管理室安全、清洁、整齐。
2. 熟悉试验方案、研究者手册、试验药物相关资料等内容,根据相关SOP负责试验用药品的接收、储存、分发、回收、退还及销毁等工作,做好相应记录并妥善保管相关资料。
3. 对于试验过程中出现意外情况导致试验用药品的损坏或丢失(失窃)等情况,应及时向项目负责人报告,并向申办者等部门做书面汇报,以便得到及时补充。
4. 负责试验用药品储存条件的监测及管理。
5. 负责对药物管理室冰箱、阴凉柜、除湿机、UPS等仪器进行日常维护。
6. 接受和配合监查员、稽查员或药品监督管理部门的监查、稽查或检查工作。
7. 协助部门负责人、护士长做好实习生、进修生的带教工作。
8. 每日下班前进行安全检查。如发生电、火等意外事件,及时断电和使用灭火器灭火,转移相关物资,并通知相关部门。

Ⅳ．参考依据

1.《中华人民共和国药品管理法》,第十三届全国人民代表大会常委会第十二次会议,自2019年12月1日起施行。
2.《中华人民共和国药品管理法实施条例》,国务院,自2019年3月2日起施行。
3.《药品注册管理办法》,国家市场监督管理总局,自2020年7月1日起施行。
4.《药物临床试验质量管理规范》,国家药品监督管理局、国家卫生健康委员会,自2020年7月1日起施行。

Ⅴ．附件

无。

4.9 档案管理员职责

Ⅰ. 目的

明确和规范研究室档案管理员的职责。

Ⅱ. 适用范围

适用于药物Ⅰ期临床试验研究室。

Ⅲ. 规程

1. 档案室由档案管理员负责,保持档案室清洁整齐。
2. 负责人员档案、仪器设备档案、临床试验项目档案等的建立、整理、分类、保存、更新、归档等工作。
3. 负责档案借阅、查阅、移交工作,严格履行相关手续。
4. 根据中国科学技术大学附属第一医院(安徽省立医院)药物临床试验文件管理相关规定,对项目文件进行整理、归档管理,经机构审核后移交机构档案室。
5. 负责对档案储存条件的监测及管理。
6. 负责档案室安全和保密,不得擅自抄录、复制、转借各类档案资料。
7. 接受和配合监查员、稽查员或药品监督管理部门的监查、稽查或检查工作。
8. 协助部门负责人、护士长做好实习生、进修生的带教工作。

Ⅳ. 参考依据

1. 《药物临床试验质量管理规范》,国家药品监督管理局、国家卫生健康委员会,自 2020 年 7 月 1 日起施行。
2. 《世界医学大会赫尔辛基宣言》,第 18 届世界医学会联合大会,1964 年 6 月。
3. 《药物Ⅰ期临床试验管理指导原则(试行)》,国家食品药品监督管理局,自 2011 年 12 月 2 日起施行。

Ⅴ. 附件

无。

4.10　样本管理员职责

Ⅰ. 目的

明确和规范研究样本管理员的职责。

Ⅱ. 适用范围

适用于药物Ⅰ期临床试验研究室。

Ⅲ. 规程

1. 生物样本由样本管理员负责,负责样本处理储存室安全、清洁整齐。
2. 熟悉试验方案、生物样本实验室操作手册等内容,根据相关 SOP 负责生物样本的保管、转运和销毁工作,做好相应记录并妥善保管相关资料。
3. 负责对生物样本储存条件的监测及管理。
4. 负责对样本处理储存室冰箱、离心机、UPS 等仪器进行日常维护。
5. 接受和配合监查员、稽查员或药品监督管理部门的监查、稽查或检查工作。
6. 协助部门负责人、护士长做好实习生、进修生的带教工作。

Ⅳ. 参考依据

1. 《药物临床试验质量管理规范》,国家药品监督管理局、国家卫生健康委员会,自 2020 年 7 月 1 日起施行。
2. 《世界医学大会赫尔辛基宣言》,第 18 届世界医学会联合大会,1964 年 6 月。
3. 《药物Ⅰ期临床试验管理指导原则(试行)》,国家食品药品监督管理局,自 2011 年 12 月 2 日起施行。

Ⅴ. 附件

无。

第 5 章
应急预案

5.1　防范和处理受试者损害及突发事件的预案

Ⅰ.目的

规范受试者损害和突发事件的防范及处理。

Ⅱ.适用范围

适用于药物Ⅰ期临床试验研究室的所有临床试验。

Ⅲ.规程

原则:预防为主,常备不懈,全科统一领导,临床试验组负责。反应迅速,决策准确,措施果断,运转高效,依靠科学,处置得当,处理到位,加强合作。做到"早发现、早报告、早处理、早治疗"。

1. 药物临床试验中受试者损害及突发事件,主要包括三部分:

  1.1　药物临床试验中发生不良事件及严重不良事件致受试者损害。

  1.2　突发的公共卫生事件(重大传染病疫情、群体性不明原因的疾病、中毒、大规模意外伤害等)。

  1.3　发生自然灾害(如地震)和突发事件(如停电、火灾等)。

2. 防范及处理。

  2.1　不良事件及严重不良事件的防范及处理:

    2.1.1　参加药物临床试验的研究人员必须经过 GCP 培训、药物临床试验不良事件和严重不良事件处理的 SOP 培训及医院的急救培训。

    2.1.2　临床试验过程中,急救物品药品准备齐全,处于备用状态;做好班交接记录。使用后,由当班研究护士及时领取补充。

    2.1.3　临床试验方案设计科学,符合《世界医学大会赫尔辛基宣言》的原则及相关伦理要求,充分保护受试者的人身安全和权益。

    2.1.4　研究者遵守试验方案,严格执行受试者入选与排除标准。

    2.1.5　临床试验开始前,参与临床试验的研究人员应详细了解试验用药品的药理、药代和毒副作用,对可能出现的需急救的不良事件有充分的思想准备,并做好预防措施。

    2.1.6　受试者给药前,须严格核对,正确给药。给药后密切观察受试者有无不良反应和不适症状。

    2.1.7　研究室负责人负责对所有受试者的医疗过程进行审查、指导;试验过程中必须随时能取得联系,听取一线报告,发生紧急情况立即处理。如负责人在院内,应立即赶赴急救现场亲自指导抢救;如负责人出差在外,应委派专人立即赶往现场指导抢救。

2.1.8　密切与其他临床和辅助科室联系,出现专科问题及时请相关科室会诊,积极协调及时安排与抢救有关的辅助检查。

2.1.9　药物临床试验中发生严重不良事件,按《严重不良事件处理及报告标准操作规程》上报,在临床试验结束时总结在《研究总结报告》中。

2.2　突发公共卫生事件的处理。

在药物临床试验期间如发生重大的传染病疫情、群体性不明原因的疾病、中毒、大规模意外伤害等影响公众健康的突发公共卫生事件应尽最大可能救治受试者,保障受试者的安全。主要措施如下:

2.2.1　立即报告医院突发事件常设机构,服从统一安排,电话:白天62283290(医务处),62283666(临床试验机构办公室);夜班总机转总值班62283999。

2.2.2　根据具体情况终止或继续临床研究。

2.2.2.1　如突发事件所涉及的范围大,情况严重,不可能在短时间内得到控制,以致药物临床试验不能继续进行,研究者应终止临床试验,同时报告申办者、伦理委员会、临床试验机构等,并责成主要研究者在尽可能的条件下与受试者联系,以保证受试者的健康及病情不会因此而受到负面影响。

2.2.2.2　如突发事件得到及时控制,所波及的范围小,造成的损害轻,经伦理委员会同意后,可继续进行临床试验。在试验中须密切监测受试者的情况,发生情况立即采取相应措施。

2.3　地震和停电、火灾的处理。

2.3.1　地震的应急处理:

2.3.1.1　地震来临,听从上级领导部门的统一指挥协调,研究人员应冷静面对,关闭电源、水源,尽力保障受试者的生命及国家财产安全。

2.3.1.2　发生地震时,需将受试者撤离病房,疏散至广场空地或院内紧急避难场所。撤离过程中,研究室人员要注意维护秩序,安慰受试者,减少受试者的恐惧。

2.3.1.3　情况紧急不能撤离时,叮嘱在场研究人员及受试者寻找有支撑的地方蹲下或坐下,保护头颈、眼睛,捂住口鼻。

2.3.1.4　维持秩序,防止混乱发生。

2.3.2　火灾的应急处理:

2.3.2.1　发现火情后立即呼叫周围人员组织灭火,同时报告院内消防中心(电话:62283307)、研究室负责人,夜间时电话通知院总值班(电话:62283999),告知准确方位、起火原因及有无人员伤亡、财产损失。

2.3.2.2　根据火势,应用现有的灭火器材组织人员积极扑救。

2.3.2.3　发现火情无法扑救,关好邻近房间的门窗以减慢火势扩散速度,将所有门禁系统打开,组织受试者撤离时,不要乘坐电梯,走安全通道。将受试者撤离疏散到安全地带,稳定受试者情绪。

2.3.2.4　尽可能切断电源、撤出易燃易爆物品,抢救贵重仪器设备及重要资料。

2.3.3　停电的应急处理:

2.3.3.1　安抚并妥善安置受试者;防止混乱发生。

2.3.3.2　及时联系电工组(电话:62283064),查询停电的原因,尽快恢复供电。

2.3.3.3　加强巡视,防止其他意外事件发生。

2.3.3.4　及时联系机构办、申办者,商讨标本和试验用药品的处理方案。

Ⅳ. 参考依据

1.《药物临床试验质量管理规范》,国家药品监督管理局、国家卫生健康委员会,自 2020 年 7 月 1 日起施行。

2.《世界医学大会赫尔辛基宣言》,第 18 届世界医学会联合大会,1964 年 6 月。

Ⅴ. 附件

无。

5.2　过敏性休克应急预案

Ⅰ. 目的

规范过敏性休克的抢救。

Ⅱ. 适用范围

适用于药物Ⅰ期临床试验研究室所有临床试验。

Ⅲ. 规程

1. 定义:过敏性休克是机体发生过敏反应而发生的休克,发病急,患者可出现荨麻疹、喘息和循环衰竭等危及生命的症状,药物、造影剂、食物、蜂叮是主要原因。
2. 临床表现:
   2.1　早期症状:焦虑不安、轻度头痛和感觉异常,可出现血管性水肿。
   2.2　皮肤症状:出现皮疹、荨麻疹,伴瘙痒感,皮温下降伴冷汗。
   2.3　呼吸道症状:发生悬雍垂和喉头水肿,支气管痉挛,患者有胸闷窒息感。
   2.4　消化道症状:恶心、呕吐、腹痛、腹泻。
   2.5　泌尿生殖道症状:尿失禁、阴道流血。
   2.6　中枢神经症状:抽搐、意识不清、昏迷。
   2.7　心血管症状:最常见,常导致低血压伴循环衰竭。
3. 处理措施:
   3.1　立即停药,平卧,就地抢救。
   3.2　给予 0.1%盐酸肾上腺素 0.5～1 mL 皮下注射,若症状不缓解,可每隔半小时重复使用至脱离危险期。
   3.3　保持呼吸道通畅和供氧,有明显喉头水肿、支气管痉挛、呼吸困难时应立即开放气道,包括气管插管,气管切开、机械通气。
   3.4　建立静脉通道,心电监护,监测生命体征。
   3.5　药物治疗。
      3.5.1　激素治疗。
      3.5.2　补充血容量,胶体液扩容。
      3.5.3　抗过敏药物:抗组胺药物、糖皮质激素。
      3.5.4　升压:去甲肾上腺素、多巴胺等。
   3.6　心跳呼吸骤停:参照心跳呼吸骤停应急预案。
   3.7　密切观察病情动态,记录生命体征、神志、尿量等病情变化。
4. 若经上述抢救,仍存在生命体征不平稳,病情加重,立即请院内急救小分队进一步诊治。

5. 按照《防范和处理受试者损害及突发事件的应急预案》规定的操作规程记录上报。

6. 根据受试者病情程度及临床表现,决定是否紧急揭盲和中止试验,并判断与试验用药品的相关性。

Ⅳ. 参考依据

1.《实用内科学》第 15 版,林果为、王吉耀、葛均波,人民卫生出版社,2017。

2.《药物临床试验质量管理规范》,国家药品监督管理局、国家卫生健康委员会,自 2020 年 7 月 1 日起施行。

Ⅴ. 附件

无。

5.3　心源性休克抢救预案

Ⅰ. 目的

规范心源性休克的抢救。

Ⅱ. 适用范围

适用于药物Ⅰ期临床试验研究室所有临床试验。

Ⅲ. 规程

1. 定义:心源性休克是各种原因引起的心脏泵血功能障碍,导致急性组织灌注不足而产生的临床综合征。临床表现包括低血压伴随组织灌注不足(少尿、意识障碍、四肢湿冷等)以及一系列心肌功能障碍的体征。

2. 临床表现:

　2.1　休克早期:表现为脉搏细速(90～110 次/分)或由于高度传导阻滞引起的严重心动过缓、呼吸困难。体征:颈静脉怒张、烦躁不安、面色皮肤苍白、出冷汗、肢体湿冷、尿量减少。

　2.2　随病情发展休克程度加重,出现除上述表现外,还有意识模糊、发绀、四肢湿冷,表浅静脉萎陷,尿量进一步减少。

　2.3　休克晚期:出现弥散性血管内凝血和多器官功能障碍,有皮肤、黏膜和内脏出血,还可发生心力衰竭、呼吸衰竭、急性肾衰竭等。

3. 处理措施:

　3.1　去枕平卧,下肢抬高 30°。

　3.2　保持气道通畅并吸氧,使氧分压达 70～100 mmHg 以上;氧流量 3～5 L/min,如果受试者呼吸困难,低氧血症和严重肺水肿需使用机械通气。

　3.3　立即建立两条以上静脉通道,行血压和心电血氧监测,密切监测生命体征,必要时行有创性血流动力学监测。

　3.4　留置导尿,监测尿量,维持尿量>30 mL/h。

　3.5　药物治疗。

　　3.5.1　镇静镇痛,给予吗啡、杜冷丁(哌替啶);心动过缓和呼吸抑制者禁用。

　　3.5.2　治疗心律失常。

　　3.5.3　补充血容量。

　　3.5.4　血管活性药物:升压药、血管扩张剂等。

　　3.5.5　纠正酸碱平衡和电解质紊乱。

　3.6　密切观察病情动态,记录生命体征、神志、尿量等变化并记录。

4. 若经上述抢救,仍存在生命体征不平稳、病情加重,立即请院内急救小分队进一步诊治。

5. 按照《防范和处理受试者损害及突发事件的应急预案》规定的操作规程记录上报。

6. 根据受试者病情程度及临床表现,决定是否紧急揭盲和中止试验,并判断与试验用药品的相关性。

IV．参考依据

1. 《实用内科学》第 15 版,林果为、王吉耀、葛均波,人民卫生出版社,2017。

2. 《药物临床试验质量管理规范》,国家药品监督管理局、国家卫生健康委员会,自 2020 年 7 月 1 日起施行。

V．附件

无。

5.4　心跳呼吸骤停应急预案

Ⅰ．目的

规范心跳呼吸骤停时心肺复苏抢救。

Ⅱ．适用范围

适用于药物Ⅰ期临床试验研究室所有临床试验。

Ⅲ．规程

1. 心跳呼吸骤停的判断：
   1.1　意识丧失。
   1.2　大动脉搏动消失（颈动脉或股动脉）。
   1.3　呼吸停止。
2. 心肺复苏（CPR）步骤：
   2.1　评估环境安全。
   2.2　评估受试者意识和呼吸：
   　2.2.1　拍打受试者双肩，并在其两侧耳旁大声呼喊。
   　2.2.2　检查受试者有无大动脉搏动，同时观察有无呼吸，时间为 5～10 s。
   2.3　紧急呼救："喊医生、取除颤仪"。
   2.4　体位：将受试者去枕平卧（仰卧在坚固的平面上）。
   2.5　解开衣领，松开腰带。
   2.6　人工胸外按压：
   　2.6.1　掌根重叠，双手相扣，手指上翘，按压两乳头连线中点。
   　2.6.2　肘关节伸直，身体微向前倾。
   　2.6.3　双膝打开与肩同宽，靠近受试者。
   　2.6.4　肩、肘、腕成一直线，以身体上半身重量垂直下压。
   　2.6.5　按压速率 100～120 次/分钟，按压幅度 5～6 cm，按压 30 次为一循环。
   2.7　开放气道：采用仰头抬颏法或下颌上提法开放气道，清除口中异物或呕吐物，取出义齿。
   2.8　人工呼吸：
   　2.8.1　口对口吹气时应遵循标准预防原则。
   　2.8.2　球囊面罩呼吸采用 EC 手法，每分钟通气 10～12 次，避免过度通气。
   　2.8.3　胸外按压与人工呼吸比：单人或双人施救均为 30∶2。
   2.9　心脏除颤：在监护状态下，受试者一旦发生室颤，应在最短的时间内（不超过 3 分钟）

予电除颤,除颤后立即行胸外心脏按压。

2.10　建立静脉通道:在受试者近心端建立两条及以上静脉通道,遵医嘱用药。

2.11　持续心肺复苏;尽量减少按压中断(中断时间要少于 5～10 s)。

2.12　判断心肺复苏是否有效:

2.12.1　触摸大动脉有搏动,收缩压＞60 mmHg。

2.12.2　胸廓有起伏,自主呼吸恢复。

2.12.3　末梢循环改善。

2.12.4　意识恢复。

Ⅳ. 参考依据

1.《2020 版心肺复苏指南》。

2.《内科学》第 9 版,葛均波、徐永健、王辰,人民卫生出版社,2018。

Ⅴ. 附件

无。

5.5　呼吸衰竭应急预案

Ⅰ. 目的

规范呼吸衰竭的抢救。

Ⅱ. 适用范围

适用于药物Ⅰ期临床试验研究室的所有临床试验。

Ⅲ. 规程

1. 定义:呼吸衰竭(Respiratory Failure)是指各种原因引起的肺通气和(或)换气功能严重障碍,使静息状态下亦不能维持足够的气体交换,导致低氧血症伴(或不伴)高碳酸血症,进而引起一系列病理生理改变和相应临床表现的综合征。
2. 诊断与临床表现:
   2.1　在海平面、静息状态、呼吸空气条件下,动脉血氧分压(PaO_2)<60 mmHg,伴或不伴二氧化碳分压($PaCO_2$)>50 mmHg。
   2.2　临床表现:呼吸困难,包括呼吸频率、节律和幅度的改变,口唇、指甲等处出现发绀;精神神经症状,包括神志淡漠、反应迟钝、定向障碍、失眠、烦躁、谵妄、昏迷抽搐等。
3. 处理措施:
   3.1　给予氧气吸入,立即行心电、呼吸、血压、SpO_2 监护。
   3.2　保持呼吸道通畅,必要时吸痰。
   3.3　同时进行动脉血气分析及电解质测定,明确呼吸衰竭的类型、程度。
   3.4　简要询问病史、查体,初步判断引起呼吸衰竭的原因。
   3.5　予呼吸兴奋剂应用。
   3.6　密切观察病情动态,记录生命体征、神志、瞳孔、尿量等变化。
4. 若经上述抢救,仍存在缺氧症状、血氧饱和度低、意识障碍等,立即请院内急救小分队进一步诊治。
5. 按照《防范和处理受试者损害及突发事件的应急预案》规定的操作规程上报。
6. 研究医生根据受试者的病情程度及临床表现,决定是否紧急揭盲和中止试验,并判断与试验用药品的相关性。

Ⅳ. 参考依据

1.《内科学》第 9 版,葛均波、徐永健、王辰,人民卫生出版社,2018。

2.《药物临床试验质量管理规范》,国家药品监督管理局、国家卫生健康委员会,自 2020 年 7 月 1 日起施行。

Ⅴ. 附件

无。

5.6　消化道出血应急预案

Ⅰ. 目的

规范受试者出现消化道出血的抢救。

Ⅱ. 适用范围

适用于药物Ⅰ期临床试验研究室的所有临床试验。

Ⅲ. 规程

1. 定义:消化道出血(Gastrointestinal Bleeding)是指从食管到肛门之间的消化道出血,按照出血部位可分为上、中、下消化道出血,其中 60%～70% 的消化道出血源于上消化道出血,临床表现为呕血、黑粪或血便等,轻者可无症状,重者伴有贫血及血容量减少,甚至休克,危及生命。

2. 临床表现:消化道出血的临床表现取决于出血量、出血速度、出血部位及性质,与受试者的年龄及循环功能的代偿能力有关,表现为呕血、黑便、便血、失血性周围循环衰竭、贫血和血象变化、发热与氮质血症。

3. 诊断:

    3.1　确定消化道出血:根据呕血、黑粪、血便、贫血和失血性周围循环衰竭的临床表现,并伴有发热与氮质血症,呕吐物或黑粪隐血试验呈强阳性,但须除外消化道以外的出血因素。

    3.2　出血程度的评估和周围循环状态的判断:病情严重度与失血量呈正相关,每日消化道出血>5 mL,粪便潜血试验呈阳性;每日出血量超过 50 mL 可出现黑便;胃内积血量>250 mL 可引起呕血。一次出血量<400 mL 时,因轻度血容量减少可由组织液及脾脏贮血所补充,多不引起全身症状;一次出血量>400 mL 时,可出现头晕、心悸、乏力等症状;短时间内出血量>1000 mL,可有休克表现。早期循环血容量不足,可有直立性低血压,即由平卧位改为坐位时,血压下降幅度>15～20 mmHg、心率增快>10 次/分。当收缩压<90 mmHg、心率>120 次/分时,面色苍白、四肢湿冷、烦躁不安或神志不清,则表明有严重大出血及休克。

    3.3　判断出血是否停止:由于肠道内积血需经约 3 日才能排尽,故黑便不提示继续出血。下列情况应考虑有消化道活动出血:① 反复呕血,或黑粪(血便)次数增多,肠鸣音活跃;② 周围循环状态经充分补液及输血后未见明显改善,或虽暂时好转而又恶化;③ 血红蛋白浓度、红细胞计数与红细胞比容继续下降;④ 补液与尿量足够的情况下,血尿素氮持续或再次升高。

    3.4　判断出血部位及病因:了解病史与体检,请相关科室会诊,必要时行胃镜和结肠镜检

　　查确定消化道出血部位和出血情况。

4. 抢救与护理：

4.1　半卧位,头偏向一侧,保持呼吸道通畅,避免呕血时吸入引起窒息,必要时吸氧,活动性出血期间禁食物和水。

4.2　积极补充血容量,尽快建立有效的静脉输液通道和补充血容量,必要时留置中心静脉导管。

4.3　在治疗原发疾病的基础上,根据病变部位进行止血,抑制胃酸分泌等药物治疗,必要时请相关科室会诊。

4.4　严密监测生命体征,尿量及神志变化;观察呕血与黑粪、血便情况并记录。

4.5　若经上述抢救,仍存在生命体征不平稳、活动性出血,立即请院内急救小分队进一步诊治。

5. 按照《防范和处理受试者损害及突发事件的应急预案》规定的操作规程上报。

6. 研究医生根据受试者的病情程度及临床表现,决定是否紧急揭盲和中止试验,并判断与试验用药品的相关性。

Ⅳ. 参考依据

1. 《药物临床试验质量管理规范》,国家药品监督管理局、国家卫生健康委员会,自 2020 年 7 月 1 日起施行。

2. 《内科学》第 9 版,葛均波、徐永健、王辰,人民卫生出版社,2018。

Ⅴ. 附件

无。

5.7　低血糖症应急预案

Ⅰ. 目的

规范低血糖症的处理。

Ⅱ. 适用范围

适用于药物Ⅰ期临床试验研究室所有临床试验。

Ⅲ. 规程

1. 定义:低血糖症是一组由多种原因引起的血浆(或血清)葡萄糖水平降低,并足以引起相应症状和体征的临床综合征,而当血浆葡萄糖浓度升高后,症状和体征也随之消退。
2. 诊断和临床表现。
   2.1　诊断:
       2.1.1　低血糖症状。
       2.1.2　发作时糖尿病受试者血糖低于 3.9 mmol/L,非糖尿病受试者血糖低于 2.8 mmol/L。
       2.1.3　供糖后低血糖症状迅速缓解。
   2.2　临床表现:受试者出现饥饿感、焦虑、乏力、震颤、出汗、心悸,甚至癫痫发作和昏迷。面色苍白和出汗是低血糖的常见体征。
3. 处理措施。
   3.1　轻者口服葡萄糖水或含糖食物。
   3.2　重者尤其是神志改变者静脉推注 50% 葡萄糖 50 mL,必要时重复使用,并继续静脉点滴 5%～10% 葡萄糖液并及时进食以维持血糖正常。
   3.3　经补充葡萄糖或联合胰高血糖素治疗后低血糖纠正,但神志仍不能转清的受试者可适当使用糖皮质激素。
   3.4　及时寻找和确定病因,针对病因治疗。
   3.5　密切观察病情,监测血糖,观察受试者生命体征、神志、面色、皮肤湿冷情况并记录。
4. 若经上述处理,仍存在生命体征不平稳、病情加重,立即请相关科室进一步诊治。
5. 按照《防范和处理受试者损害及突发事件的应急预案》规定的操作规程上报。
6. 根据受试者病情程度及临床表现,决定是否紧急揭盲和中止试验,并判断与试验用药品的相关性。

Ⅳ. 参考依据

1. 《内科学》第 9 版,葛均波、徐永健、王辰,人民卫生出版社,2018。
2. 《实用内科学》第 15 版,林果为、王吉耀、葛均波,人民卫生出版社,2017。

3. 《药物临床试验质量管理规范》,国家药品监督管理局、国家卫生健康委员会,自 2020 年 7 月 1 日起施行。

Ⅴ. 附件

无。

5.8　晕厥应急预案

Ⅰ. 目的

规范晕厥的抢救。

Ⅱ. 适用范围

适用于药物Ⅰ期临床试验研究室所有临床试验。

Ⅲ. 规程

1. 定义:晕厥是由于一过性全脑血流低灌注导致的短暂性意识丧失,特征为发生迅速、持续时间短暂并且能够自行完全恢复。
2. 临床表现:
   2.1　前驱症状:恶心、头晕、面色苍白、冷汗、疲劳感、视物模糊、心悸、耳鸣等,或难以描述的不适感。
   2.2　发作时表现:完全意识丧失,呼之不应,持续时间短暂,一般不超过 20 秒,部分持续时间较长可达数分钟。
3. 处理措施:
   3.1　发现受试者有晕厥前驱症状或出现晕厥后,立即平卧,测量生命体征。
   3.3　解开衣领,头偏向一侧,以防呕吐物或痰液引起窒息。
   3.4　立即通知研究医生,评估晕厥原因,是反射性晕厥、直立型低血压导致的晕厥还是心源性晕厥,并予对症处理。
   3.5　密切观察病情动态,记录生命体征、神志等病情变化。
4. 若经上述抢救,仍存在生命体征不平稳、病情加重,立即请院内急救小分队进一步诊治。
5. 按照《防范和处理受试者损害及突发事件的应急预案》规定的操作规程上报。
6. 根据受试者病情程度及临床表现,决定是否紧急揭盲和中止试验,并判断与试验用药品的相关性。

Ⅳ. 参考依据

1. 《实用内科学》第 15 版,林果为、王吉耀、葛均波,人民卫生出版社,2017。
2. 《药物临床试验质量管理规范》,国家药品监督管理局、国家卫生健康委员会,自 2020 年 7 月 1 日起施行。

Ⅴ. 附件

无。

5.9　药物性肾损害应急预案

Ⅰ. 目的

规范药物性肾损害的处理。

Ⅱ. 适用范围

药物Ⅰ期临床试验研究室的所有临床试验。

Ⅲ. 规程

1. 定义:药物性肾损害(DIN)是指由药物引起的肾脏结构和功能损害并具有相应临床表现的一组病征,主要表现为肾毒性反应,过敏反应,肾血流动力学改变和尿路机械阻塞引起的肾损害。

2. 临床表现:
  2.1　全身表现:发热、皮疹、关节痛和血、尿嗜酸性粒细胞增多等。
  2.2　泌尿系统表现:少尿和无尿,蛋白尿和管型尿,镜下或肉眼血尿、结晶尿,原因不明的水肿和高血压等。

3. 诊断:症状出现时受试者在使用试验用药品或近期有使用试验用药品史。

4. 处理措施:
  4.1　及时减量或停用可疑药物。
  4.2　给予保肾、对症、支持治疗,病情危重者及时请专科会诊,必要时行透析。
  4.3　治疗期间避免应用其他可能产生肾毒性的药物。
  4.4　积极治疗并发症。
  4.5　定期检查尿常规和肾功能情况。
  4.6　密切观察病情动态,记录生命体征、尿量等病情变化。

5. 按照《防范和处理受试者损害及突发事件的应急预案》规定的操作规程上报。

6. 根据受试者病情程度及临床表现,决定是否紧急揭盲和中止试验,并判断与试验用药品的相关性。

Ⅳ. 参考依据

1.《内科学》第 9 版,葛均波、徐永健、王辰,人民卫生出版社,2018。

2.《药物临床试验质量管理规范》,国家药品监督管理局、国家卫生健康委员会,自 2020 年 7 月 1 日起施行。

V. 附件

无。

5.10 药物致消化道症状应急预案

Ⅰ. 目的

规范药物导致消化道症状的处理。

Ⅱ. 适用范围

适用于药物Ⅰ期临床试验研究室的所有临床试验。

Ⅲ. 规程

药物致消化道症状主要包括:恶心、呕吐、腹痛、腹泻等。

1. 恶心、呕吐:

   1.1　轻度恶心:呕吐 1～2 次/天,但不影响日常生活及进食。

   1.2　中度恶心:呕吐 3～5 次/天,影响日常生活及进食。

   1.3　严重恶心:频繁呕吐超过 5 次/天,大量消化液丢失,导致水、电解质和酸碱平衡紊乱,影响试验的顺利进行,需卧床休息。

   1.4　判断恶心、呕吐的程度,给予对症处理。

2. 腹痛:

   2.1　评估腹痛的部位、程度和性质、诱发和缓解因素、发作时间、伴随症状。

   2.2　辅助检查:血常规、大便常规和隐血试验、血生化等,必要时行影像及内镜检查。

   2.3　针对腹痛程度给予相应治疗措施。

3. 腹泻:是指排便次数增多(>3 次/天),或粪便量增加(>200 克/天),或粪质稀薄(含水量 >85%)。

   3.1　评估腹泻次数及粪便特点、腹泻与腹痛关系、伴随症状和体征。

   3.2　辅助检查:粪便检查、血液检查,必要时影像及内镜检查。

   3.3　针对病因治疗,或根据病理生理特点给予止泻和支持治疗,并复查大便常规,必要时进行大便隐血试验。

4. 密切观察消化道症状及表现并及时记录。

5. 经对症处理症状无好转时,请相关科室会诊并进一步治疗。

6. 按照《防范和处理受试者损害及突发事件的应急预案》规定的操作规程记录上报。

7. 研究室应急小组根据受试者的病情决定是否紧急揭盲和中止试验。并根据受试者消化道反应的程度及临床表现,判断与试验用药品的相关性。

Ⅳ. 参考依据

1. 《药物临床试验质量管理规范》,国家药品监督管理局、国家卫生健康委员会,自 2020 年 7

　　月 1 日起施行。

2.《内科学》第 9 版,葛均波、徐永健、王辰,人民卫生出版社,2018。

Ⅴ. 附件

无。

5.11　药物性肝病应急预案

Ⅰ. 目的

规范药物性肝病的处理。

Ⅱ. 适用范围

适用于药物Ⅰ期临床试验研究室的所有临床试验。

Ⅲ. 规程

1. 定义:药物性肝病是指由各类处方或非处方的化学药物、生物制剂、传统中药、天然药、保健品、膳食补充剂及其代谢产物乃至辅料等所诱发的肝损伤。
2. 临床表现:
   - 2.1　出现肝细胞损害和(或)胆汁淤积表现,如乏力、食欲不振、恶心、呕吐、腹胀等。
   - 2.2　有肝脏肿大及压痛,胆汁淤积及肝细胞受损明显者出现黄疸。
   - 2.3　有发热、皮疹、瘙痒、过敏等表现。
   - 2.4　部分患者出现关节炎、皮损、肾炎或其他肝外脏器受损表现。
3. 诊断:主要根据用药史、停用药物后的恢复情况、再用药时的反应、实验室有肝细胞损伤及胆汁淤积的证据确定诊断。
4. 处理措施:
   - 4.1　立即停用和防止再使用导致肝损伤的相关药物。
   - 4.2　视药物进入机体的方式、剂量、时间及速度,请相关科室会诊,根据会诊意见进行对症处理。
   - 4.3　根据药物性肝损害的严重程度和类型,给予相应的保肝降酶和利胆治疗。
   - 4.4　对过敏、胆汁淤积严重者,可用肾上腺皮质激素,待病情改善后逐渐减量。
   - 4.5　注意休息,高热量高蛋白饮食,补充维生素,维持水、电解质平衡治疗。
   - 4.6　观察病情动态变化,并做好记录。
5. 按照《防范和处理受试者损害及突发事件的应急预案》规定的操作规程上报。
6. 根据受试者病情程度及临床表现,决定是否紧急揭盲和中止试验,并判断与试验用药品的相关性。

Ⅳ. 参考依据

1.《内科学》第 9 版,葛均波、徐永健、王辰,人民卫生出版社,2018。

2.《药物临床试验质量管理规范》,国家药品监督管理局、国家卫生健康委员会,自 2020 年 7 月 1 日起施行。

Ⅴ. 附件

无。

5.12 药物性白细胞减少和粒细胞缺乏应急预案

Ⅰ. 目的

规范白细胞减少和粒细胞缺乏的处理。

Ⅱ. 适用范围

适用于药物Ⅰ期临床试验研究室所有临床试验。

Ⅲ. 规程

1. 定义:白细胞减少(Leukopenia)指外周血白细胞总数持续低于 4.0×10^9/L。中性粒细胞减少(Neutropenia)是指中性粒细胞绝对计数在成人低于 2.0×10^9/L,儿童≥10 岁低于 1.8×10^9/L 或<10 岁低于 1.5×10^9/L;中性粒细胞绝对计数低于 0.5×10^9/L 时称为粒细胞缺乏症(Agranulocytosis)。

2. 临床表现:中性粒细胞减少的临床表现常随其减少程度及原发病而异。轻度减少的受试者临床上不出现特殊症状,多表现为原发病症状。中度和重度减少者易出现疲劳、无力、头晕、食欲减退等非特异性症状。

3. 诊断:根据血常规的检查结果即可做出白细胞减少、中性粒细胞减少或粒细胞缺乏的诊断,排除病毒感染、血液系统疾病、肝硬化、自身免疫病等因素引起的白细胞减少。

4. 处理措施:根据白细胞和粒细胞绝对计数判断其严重程度。

   4.1 白细胞在 $3.0 \times 10^9 \sim 4.0 \times 10^9$/L 之间,受试者无发热、感染等并发症时,可密切观察,一周后复查;若有并发症,则根据方案是否需停用试验药物,并予抗感染、升白细胞等药物应用。

   4.2 白细胞<3.0×10^9/L 时,根据方案是否立即停用试验药物,一周后复查血常规,若白细胞仍<3.0×10^9/L 或嗜中性粒细胞绝对数<2.0×10^9/L,加用升白细胞药物,有并发症时,积极对症处理。

   4.3 当嗜中性粒细胞绝对数<0.5×10^9/L 时,需立即停用试验用药品并请相关科室会诊,予住院治疗,观察体温,防治重症感染等并发症。

   4.4 受试者应及时隔离,病室必须严格消毒。研究人员必须严格执行隔离制度。

   4.5 受试者卧床休息,预防跌倒,进食洁净有营养的软食。

   4.6 观察病情变化并及时记录,做好护理。

5. 按照《防范和处理受试者损害及突发事件的应急预案》规定的操作规程上报。

6. 根据受试者病情程度及临床表现,决定是否紧急揭盲和中止试验,并判断与试验用药品的相关性。

Ⅳ. 参考依据

1. 《内科学》第 9 版,葛均波、徐永健、王辰,人民卫生出版社,2018。
2. 《药物临床试验质量管理规范》,国家药品监督管理局、国家卫生健康委员会,自 2020 年 7 月 1 日起施行。

Ⅴ. 附件

无。

5.13 药疹应急预案

Ⅰ. 目的

规范药疹的处理。

Ⅱ. 适用范围

适用于药物Ⅰ期临床试验研究室所有临床试验。

Ⅲ. 规程

1. 定义:药疹(Drug Eruption)亦称药物性皮炎(Dermatitis Medicamentosa),是药物通过口服、注射、吸入等各种途径进入人体后引起的皮肤、黏膜炎症性皮损,严重者累及机体的其他系统。药疹是药物不良反应的一种表现形式。

2. 诊断及临床表现。

   2.1 固定性药疹:首次用药在1~2周后常出现皮损,再次用相同药物时,24小时内皮损常在同一部位复发,皮损可发生于全身任何部位,以口腔和生殖器皮肤、黏膜交界处好发,亦可累及躯干四肢,典型皮损为局限性圆形或类圆形边界清楚的水肿性暗紫色或鲜红色斑疹、斑片,直径0.2 cm到数厘米不等,常为1个,也可数个。

   2.2 荨麻疹型药疹:较常见,约占所有药疹的5%,与急性荨麻疹相似,风团可泛发全身,潮红水肿,消退缓慢,瘙痒或轻痛,也可出现血清病样症状,如发热、关节疼痛、淋巴结肿大甚至蛋白尿,严重者可出现过敏性休克。

   2.3 麻疹型或猩红热型药疹:是药疹中最常见的类型,占所有药疹的90%,皮损多在首次用药1周内出现,发病突然,可伴发热等。麻疹型药疹皮损为针尖至粟粒大小的红色斑丘疹,密集对称分布,可泛发全身,以躯干为多,严重者可伴发淤点,瘙痒明显。猩红热型药疹皮损呈弥漫性鲜红斑,或呈米粒至豆大红色斑疹或斑丘疹,密集对称分布,常从面颈部向躯干四肢分布,1~4天内遍布全身,皮损可密集融合,形成酷似猩红热皮损,但瘙痒明显。

   2.4 急性泛发性发疹性脓疱病:是一种急性发热性药疹,特点是泛发性无菌性小脓疱、水肿性红斑。

   2.5 湿疹性药疹:皮损为局限性或泛发全身的红斑、丘疹、丘疱疹、水疱等。

3. 处理措施:立即停用致敏药物,包括可疑致敏药物,慎用结构相近似的药物,避免交叉过敏或多价过敏,多饮水或静脉输液加强药物的排出,尽快消除药物反应,防止和及时治疗并发症。

   3.1 轻型药疹的治疗:

      3.1.1 全身治疗:停用致敏药物后,给予抗组胺药、维生素C、葡萄糖酸钙等。必要时

　　　　　　给予小剂量泼尼松,皮损好转后可逐渐减量。

　　3.1.2　局部若以红斑、丘疹为主者可外用炉甘石洗剂、糖皮质激素霜剂,以糜烂渗出为
　　　　　　主者可间歇湿敷、外用氧化锌油。

　3.2　重型药疹的治疗:

　　3.2.1　及早、足量使用糖皮质激素:可选用地塞米松、甲泼尼龙静脉注射;大剂量糖皮
　　　　　　质激素如氢化可的松琥珀酸钠酯 300～500 mg/d 或地塞米松 10～20 mg/d
　　　　　　静滴。

　　3.2.2　应用抗生素以预防和控制继发感染。

　　3.2.3　加强支持疗法,同时注意维持血容量,如输血浆、新鲜血液或蛋白以维持胶体渗
　　　　　　透压。

　3.3　若发生过敏性休克,参照《过敏性休克的应急预案》处理。

4. 密切观察病情及皮疹动态变化并记录。

5. 若经上述处理,症状加重,立即请相关专科进一步诊治。

6. 根据受试者病情程度及临床表现,决定是否紧急揭盲和中止试验,并判断与试验用药品
　的相关性。

Ⅳ. 参考依据

1.《皮肤病学》第 9 版,张学军、郑捷,人民卫生出版社,2018。

2.《药物临床试验质量管理规范》,国家药品监督管理局、国家卫生健康委员会,自 2020 年 7
　月 1 日起施行。

Ⅴ. 附件

无。